国家卫生健康委员会

十三五

全国高等职业教育配套教材

供护理类专业用

传染病护理
实训指导

主　编　张小来

副主编　郭梦安　吕云玲　陆一春

编　者（以姓氏笔画为序）

艾春玲（大庆医学高等专科学校）　　　　陆一春（江苏护理职业学院）

申永刚（安徽卫生健康职业学院）　　　　罗　玲（重庆医科大学附属第二医院）

吕云玲（南阳医学高等专科学校）　　　　姜永香（吉林医药学院附属医院）

吕庆娜（大连医科大学附属第二医院）　　郭梦安（益阳医学高等专科学校）

张小来（安徽医学高等专科学校）　　　　路　宏（安徽省立医院感染病院）

人民卫生出版社

图书在版编目（CIP）数据

传染病护理实训指导/张小来主编. —北京：人民
卫生出版社, 2019
ISBN 978-7-117-28229-1

Ⅰ. ①传… Ⅱ. ①张… Ⅲ. ①传染病 - 护理 - 高等
职业教育 - 教材 Ⅳ. ①R473.51

中国版本图书馆 CIP 数据核字（2019）第 063533 号

| 人卫智网 | www.ipmph.com | 医学教育、学术、考试、健康，购书智慧智能综合服务平台 |
| 人卫官网 | www.pmph.com | 人卫官方资讯发布平台 |

传染病护理实训指导

主　　编：张小来
出版发行：人民卫生出版社（中继线 010-59780011）
地　　址：北京市朝阳区潘家园南里 19 号
邮　　编：100021
E - mail：pmph @ pmph.com
购书热线：010-59787592　010-59787584　010-65264830
印　　刷：天津安泰印刷有限公司
经　　销：新华书店
开　　本：787×1092　1/16　印张：4.5　插页：1
字　　数：115 千字
版　　次：2019 年 6 月第 1 版　2021 年 5 月第 1 版第 2 次印刷
标准书号：ISBN 978-7-117-28229-1
定　　价：18.00 元
打击盗版举报电话：**010-59787491**　E-mail：WQ @ pmph.com
（凡属印装质量问题请与本社市场营销中心联系退换）

数字内容编者名单

主　编　张小来

副主编　郭梦安　吕云玲　陆一春

编　者（以姓氏笔画为序）

艾春玲（大庆医学高等专科学校）

申永刚（安徽卫生健康职业学院）

吕云玲（南阳医学高等专科学校）

吕庆娜（大连医科大学附属第二医院）

张小来（安徽医学高等专科学校）

陆一春（江苏护理职业学院）

罗　玲（重庆医科大学附属第二医院）

姜永香（吉林医药学院附属医院）

郭梦安（益阳医学高等专科学校）

路　宏（安徽省立医院感染病院）

3

前　言

　　《传染病护理实训指导》为国家卫生健康委员会"十三五"规划教材、全国高等职业教育教材《传染病护理》（第2版）的配套教材。本配套教材的主编是第一批国家级精品在线开放课程"传染病护理"的课程负责人。本配套教材主要适用于高等职业教育护理、助产专业学生以及临床护理人员。

　　本配套教材在传承第1版内容精髓的基础上，本着以学生为中心的理念，根据高职学生特点，进行了认真修改，并突出以下特点：

　　1. 注重人文素质教育　设置不同的情境，着重训练学生如何与患者及家属沟通，如何替患者着想，如何关爱患者，如何进行社会、心理、生理全面身心护理。

　　2. 注重创新精神的培养　①利用讨论、游戏、思考题等训练形式，启发学生，培养学生临床思维能力。②注意学科知识交叉，将解剖、生理、病理、药理知识融入到训练之中。③将科研成果引入教材。比如，将主编发明的"实用新型专利""虚拟仿真软件"纳入本教材，力求培养学生的科研、创新意识。

　　3. 注重理论和实践相结合　①以临床情境为依托，将护理知识与临床护理工作过程相结合。②每种疾病均配有教学案例，通过分析案例，巩固所学知识。③提高学生动手能力及操作质量。模拟训练配有训练提示，引导学生注意临床技能的规范化及标准化。

　　4. 注重学生自主能力培养　①设置临床情境时，只告诉学生情境开头部分，然后让学生自己思考设计情境发展结果。②通过临床见习、参观等实践教学活动，引导学生主动将所学知识与临床接轨。③参考答案均放在数字资源里，不直接呈现在教材之中，便于学生自主学习。④配有重点难点，使学生自学时心中有数。

　　5. 教材形式活泼、多样　通过模拟情境、模拟训练、思考医嘱单、分析图片、填空、连线、讨论、游戏等多种训练形式，激发学生学习兴趣，巩固所学知识，增强教学效果。

张小来

2019年3月

目　　录

第一章　总　论

第一节　传染病特征

一、实践指导

▲ **实训 1-1**

【实践目的】让学生了解古今中外传染病发病情况。

【实践地点】电子阅览室、图书馆等地。

【实践内容】古今中外传染病发病情况。

【实践用物】网络、书籍、电脑、手机等。

【实践方法】检索、查阅相关资料,回答以下问题:

1. 历史上曾有哪些传染病导致人类大量死亡? 请举几个实例。

2. 哪些传染病曾经得到了控制,现在又卷土重来了? 请举几个实例。

3. 1972 年以来新发传染病有哪些? 请举几个实例。

▲ **实训 1-2**

【实践目的】帮助学生熟悉传染病与感染性疾病的关系。

【实践地点】无特殊要求。

【实践内容】传染病与感染性疾病的关系。

【实践用物】无特殊要求。

【实践方法】讨论为什么传染病是感染性疾病中的一部分?

▲ **实训 1-3**

【实践目的】帮助学生熟悉传染病散发、流行、大流行、暴发概念。

【实践地点】无特殊要求。

【实践内容】传染病散发、流行、大流行、暴发概念。

【实践用物】教材及相关资料、文具用品、"传染病流行性填空图"(图 1-1)等。

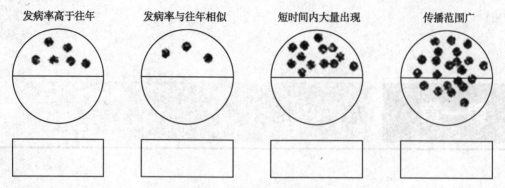

图 1-1 传染病流行性填空图

【实践方法】填写"传染病流行性填空图"。

▲ **实训 1-4**

【实践目的】帮助学生熟悉传染病分期概念。

【实践地点】无特殊要求。

【实践内容】传染病分期。

【实践用物】教材及相关资料、文具用品、"传染病分期填空图"（图 1-2）等。

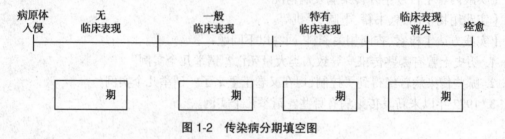

图 1-2 传染病分期填空图

【实践方法】填写"传染病分期填空图"。

▲ **实训 1-5**

【实践目的】帮助学生了解传染病特殊情况。

【实践地点】无特殊要求。

【实践内容】传染病特殊情况。

【实践用物】教材及相关资料、文具用品、"常见传染病特殊情况连线图"（图 1-3）等。

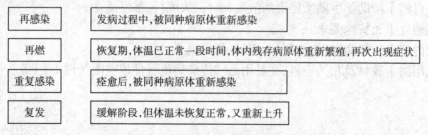

图 1-3 常见传染病特殊情况连线图

【实践方法】将"常见传染病特殊情况连线图"进行连线。

▲ **实训 1-6**

【实践目的】帮助学生熟悉传染病与发热的关系。

【实践地点】无特殊要求。

【实践内容】传染病与发热的关系。

【实践用物】电子阅览室、书籍、教材及相关资料、文具用品、"传染病与发热填空表"（表 1-1）等。

表 1-1 传染病与发热填空表

发热表现		常见传染病
发热过程	体温上升期	
	极期	
	体温下降期	
热型	稽留热	
	弛张热	
	间歇热	
	回归热	
	不规则热	

【实践方法】请填写"传染病与发热填空表"（举例越多越好）。

▲ **实训 1-7**

【实践目的】帮助学生熟悉传染病皮疹出现时间。

【实践地点】无特殊要求。

【实践内容】传染病皮疹出现时间。

【实践用物】无特殊要求。

【实践方法】根据传染病皮疹出现的时间,讨论"水猩花麻斑伤"的含义。

▲ **实训 1-8**

【实践目的】帮助学生熟悉传染病皮疹特点。

【实践地点】无特殊要求。

【实践内容】传染病皮疹特点。

【实践用物】文具用品、"常见传染病皮疹填空图"（图 1-4,见文后彩插）。

【实践方法】填写"常见传染病皮疹填空图"。

▲ **实训 1-9**

【实践目的】训练学生掌握传染病发热护理的方法。

【实践地点】无特殊要求。

【实践内容】传染病发热护理方法。

【实践用物】参与活动的每个学生手里都拿着 2 个牌子,一个写"对",一个写"错"。

【实践方法】将学生分成 2 队。甲队"提问",乙队所有学生都举牌,根据回答正确人数计分;反过来乙队"提问",甲队所有学生都举牌,根据回答正确人数计分。

提问:①传染病发热护理是物理降温为辅,药物降温为主,对吗？②高热烦躁、四肢末端灼热的麻疹患者,可用 25%~50% 乙醇擦拭,对吗？③中枢神经系统传染病患者高热时,可冷敷或冰敷大动脉,也可头部戴冰帽,对吗？④发热患者有脉搏细速、面色苍白、四肢厥冷时,或正在出疹时,可用冷敷或乙醇擦拭,对吗？⑤发热患者的皮疹有出血倾向时,禁用温水或乙醇擦拭,对吗？

▲ **实训 1-10**

【实践目的】训练学生掌握传染病出疹护理的方法。

【实践地点】无特殊要求。

【实践内容】传染病出疹护理方法。

【实践用物】参与活动的每个学生手里都拿着 2 个牌子,一个写"对",一个写"错"。

【实践方法】将学生分成 2 队。甲队"提问",乙队所有学生都举牌,根据回答正确人数计分;反过来乙队"提问",甲队所有学生都举牌,根据回答正确人数计分。

提问:①皮疹护理包括:观察皮疹形态、大小,注意有无破溃及感染,但不必观察浅表淋巴结是否肿大,对吗？②皮肤较脏时,可用肥皂、乙醇清洗,对吗？③擦拭皮肤时避免水温过高,对吗？④抽出疱疹液,保持疱疹局部干燥,可以撕脱疱疹皮,对吗？⑤用消毒剪刀修剪痂皮,勿强行用手撕痂皮,对吗？⑥避免在皮疹处进行穿刺注射,对吗？⑦避免辛辣刺激性食物,对吗？

▲ **实训 1-11**

【实践目的】训练学生对传染病患者正确实施心理护理。

【实践地点】模拟传染病病房。

【实践内容】传染病患者心理护理。

【实践用物】患者着装、家属着装、护士着装等。

【实践方法】模拟训练:①模拟传染病患者有孤独、自卑感、情绪低落,悲观失望、焦虑、自暴自弃等心理问题,护士有针对性地进行护理。②模拟患者家属及亲友紧张、焦虑、恐惧、不知所措,护士有针对性地进行护理。

二、学习指导

(一)重点与难点

1. **传染病**　指由病原微生物和寄生虫感染人体后产生的有传染性、在一定条件下可造成流行的疾病。

2. **感染性疾病**　感染性疾病是指由病原体感染所致的疾病,包括传染病和非传染性感染性疾病。

3. 传染病基本特征　病原体、传染性、流行病学特征、感染后免疫。

4. 急性传染病临床阶段

（1）潜伏期：从病原体侵入人体开始，至出现临床症状为止的时期。

（2）前驱期：从起病至症状明显开始为止的时期。

（3）症状明显期：指传染病特有的症状和体征明显异常的时期。

（4）恢复期：指机体免疫力增强到一定程度，患者临床表现基本消失的时期。

5. 传染病常见临床表现

（1）发热：发热是大多数传染病患者最常见、最突出的症状。热型是传染病的重要特征之一，是鉴别诊断传染病的重要依据。

（2）发疹：不少传染病在发热的同时常伴有发疹，称为发疹性传染病，出疹时间、部位、顺序、疹子形态对传染病的诊断和鉴别诊断具有重要参考价值。

（3）毒血症状。

（4）单核 - 吞噬细胞系统反应。

6. 传染病常见临床表现的护理措施　发热护理、出疹护理、心理护理等。

（二）思考题

1. 传染病与感染性疾病的关系，并举例说明。

2. 为什么在传染病临床表现中特别强调发热、发疹临床表现？

0101 参考答案

第二节　传染病相关概念

一、实践指导

▲ 实训 1-12

【实践目的】训练学生熟悉传染病分类。

【实践地点】无特殊要求。

【实践内容】传染病分类。

【实践用物】教材及相关资料、文具用品等。

【实践方法】

1. 请将以下"甲类、乙类、丙类传染病"分别标注出来：

鼠疫、传染性非典型肺炎、淋病、病毒性肝炎、麻疹、黑热病、肾综合征出血热、狂犬病、流行性乙型脑炎、流行性和地方性斑疹伤寒、登革热、炭疽、霍乱、细菌性和阿米巴性痢疾、肺结核、伤寒和副伤寒、麻风病、流行性脑脊髓膜炎、丝虫病、百日咳、白喉、布鲁菌病、梅毒、钩端螺旋体病、艾滋病、血吸虫病、疟疾、流行性感冒、流行性腮腺炎、新生儿破伤风、风疹、人感染高致病性禽流感、人感染 H7N9 禽流感、急性出血性结膜炎、脊髓灰质炎、包虫病、猩红热、感染性腹泻病

（除霍乱、菌痢、伤寒和副伤寒外）、手足口病。

2. 请将以下"按甲类传染病管理"的传染病标注出来：

鼠疫、传染性非典型肺炎、淋病、病毒性肝炎、麻疹、黑热病、肾综合征出血热、狂犬病、流行性乙型脑炎、流行性和地方性斑疹伤寒、登革热、炭疽、炭疽中的肺炭疽、霍乱、细菌性和阿米巴性痢疾、肺结核、伤寒和副伤寒、麻风病、流行性脑脊髓膜炎、丝虫病、百日咳、白喉、布鲁菌病、梅毒、钩端螺旋体病、艾滋病、手足口病、血吸虫病、疟疾、甲型 H1N1 流感、流行性感冒、流行性腮腺炎、新生儿破伤风、风疹、人感染高致病性禽流感、人感染 H7N9 禽流感、急性出血性结膜炎、脊髓灰质炎、包虫病、猩红热、感染性腹泻病（除霍乱、菌痢、伤寒和副伤寒外）、手足口病。

▲ 实训 1-13

【实践目的】训练学生掌握法定传染病上报时间。

【实践地点】无特殊要求。

【实践内容】法定传染病上报时间。

【实践用物】教材及相关资料、文具用品等。

【实践方法】请将以下"需要 2h 内上报"的法定传染病标注出来：

鼠疫、传染性非典型肺炎、淋病、病毒性肝炎、麻疹、黑热病、肾综合征出血热、狂犬病、流行性乙型脑炎、流行性和地方性斑疹伤寒、登革热、炭疽、霍乱、细菌性和阿米巴性痢疾、肺结核、伤寒和副伤寒、麻风病、流行性脑脊髓膜炎、丝虫病、百日咳、白喉、布鲁菌病、梅毒、钩端螺旋体病、艾滋病、血吸虫病、疟疾、流行性感冒、流行性腮腺炎、新生儿破伤风、风疹、人感染高致病性禽流感、人感染 H7N9 禽流感、急性出血性结膜炎、脊髓灰质炎、包虫病、猩红热、感染性腹泻病（除霍乱、菌痢、伤寒和副伤寒外）、手足口病。

▲ 实训 1-14

【实践目的】训练学生熟悉机体免疫功能、病原体致病力的概念。

【实践地点】无特殊要求。

【实践内容】机体免疫功能、病原体致病力的概念。

【实践用物】无特殊要求。

【实践方法】将学生分成 2 队，甲队代表"机体免疫功能"，乙队代表"病原体致病力"，随机抽甲队成员回答：机体免疫功能包括哪些？随机抽乙队成员回答：病原体致病能力包括哪些？然后根据甲队、乙队回答的正确与否，请学生判断是否会发生传染病。

▲ 实训 1-15

【实践目的】帮助学生熟悉传染病感染过程和病原携带状态的概念。

【实践地点】无特殊要求。

【实践内容】传染病感染过程和病原携带状态概念。

【实践用物】教材及相关资料、文具用品、"传染病感染过程与病原携带状态连线图"（图1-5）等。

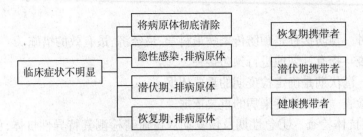

图 1-5 传染病感染过程与病原携带状态连线图

【实践方法】将"传染病感染过程与病原携带状态连线图"进行连线。

▲ **实训 1-16**

【实践目的】帮助学生了解预防接种和计划免疫在临床中的应用。

【实践地点】医院"计划免疫门诊"。

【实践内容】预防接种和计划免疫的方法。

【实践用物】护士着装。

【实践方法】参观医院"计划免疫门诊",了解护理工作过程。

▲ **实训 1-17**

【实践目的】训练学生熟悉病原学检查的重要性。

【实践地点】无特殊要求。

【实践内容】病原学检查的重要性。

【实践用物】无特殊要求。

【实践方法】小组讨论:小翠进食后突然出现发热、腹痛、腹泻、脓血便、里急后重感等临床表现。

请问:能否确诊小翠就是细菌性痢疾? 做哪些检查将有助于确诊?

二、学习指导

（一）重点与难点

1. 法定传染病分类 甲类传染病（2 种）、乙类传染病（26 种）、丙类传染病（11 种）。

2. 法定传染病管理 ①甲类传染病需强制管理。②乙类传染病需严格管理。③丙类传染病需监测管理。④乙类传染病中传染性非典型肺炎、炭疽中的肺炭疽,必须按甲类传染病管理。

3. 法定传染病上报时间 ①甲类传染病发现后 2h 内报告。②乙类传染病诊断后 24h 内报告。

4. 传染病患病影响因素 传染病病原体感染人体后是否致病,主要取决于机体免疫功能与病原体致病力的对抗结果,若前者弱于后者,就可能会发生传染病。

5. 传染病感染过程的表现 ①清除病原体:机体没有发生任何变化。②隐性感染:指病原体感染人体后,仅诱导机体发生特异性免疫应答。③显性感染:有明显的临床表现。④病原携带状态:指病原体侵入人体后,人体无任何临床症状,但能将病原体排出体外,成为传染病的重要传染源。⑤潜伏性感染:指病原体感染人体后,被机体免疫力局限化,既不引起显性感染,也不排出体外。

6. 预防接种 预防接种是预防传染病最科学、最经济、最有效的措施。

7. 计划免疫 指有计划地进行预防接种。

8. 检疫期 潜伏期是确定检疫期的重要依据。

9. 病原学检查 是确诊传染病的重要依据。

10. 特异性抗体检查 ①急性期及恢复期双份血清检测其特异性抗体,由阴性转为阳性或滴度升高 4 倍及以上,有重要诊断意义。②特异性 IgM 抗体阳性,是早期感染的证据。

（二）思考题

1. 小萍肺部有结核病钙化灶,但其痰中始终没有找到结核菌,且无明显结核病临床表现,请问小萍目前属于哪一种感染过程?

2. 小萍痰中找到结核菌,且 PPD 试验阳性,但无明显结核病临床表现,请问此时小萍属于哪一种感染过程?

3. 请思考预防接种与计划免疫的关系。

第三节 传染病流行过程及预防

一、实践指导

▲ 实训 1-18

【实践目的】帮助学生掌握传染病流行的基本条件。

【实践地点】无特殊要求。

【实践内容】传染病流行的基本条件。

【实践用物】教材及相关资料、文具用品、"传染病流行的三个基本条件填空图"（图 1-6）。

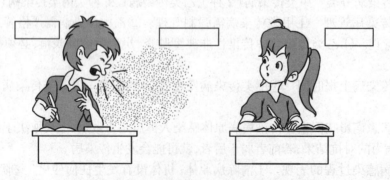

图 1-6 传染病流行的三个基本条件填空图

【实践方法】请填写"传染病流行的三个基本条件填空图"。

▲ **实训 1-19**

【实践目的】训练学生掌握影响传染病流行的相关知识。

【实践地点】无特殊要求。

【实践内容】影响传染病流行的相关知识。

【实践用物】教材及相关资料、文具用品、"影响传染病流行相关知识填空表"（表 1-2）等。

表 1-2　影响传染病流行相关知识填空表

传染病流行 三个基本条件	预防传染病 三要素	主要措施

【实践方法】请填写"影响传染病流行相关知识填空表"。

▲ **实训 1-20**

【实践目的】帮助学生了解切断传播途径的重要性。

【实践地点】无特殊要求。

【实践内容】切断传播途径的重要性。

【实践用物】无特殊要求。

【实践方法】讨论：为什么"切断传染病传播途径"是预防传染病最快、最有效的措施？

▲ **实训 1-21**

【实践目的】帮助学生掌握主动免疫、被动免疫概念。

【实践地点】无特殊要求。

【实践内容】主动免疫、被动免疫概念。

【实践用物】无特殊要求。

【实践方法】讨论以下问题：

1. 小刘是建筑工人，进入工地前，为了预防破伤风，应该用破伤风类毒素还是破伤风抗毒素？

2. 小刘足底被锈钉子扎伤，伤口比较深，为了预防破伤风，此时应该用破伤风类毒素还是破伤风抗毒素？

二、学习指导

（一）重点与难点

1. 传染病流行过程的基本条件　传染源、传播途径、易感人群，缺一不可。

（1）传染源：患者、隐性感染者、病原携带者、受感染动物等。

（2）传播途径：空气传播、飞沫传播、接触传播等。

（3）易感人群。

2. 预防传染病流行 "预防为主"是传染病防治工作的基本方针。

（1）管理传染源：必须做到"五早"，早发现、早报告、早诊断、早隔离、早治疗。

（2）切断传播途径：切断传播途径是预防传染病最快、最有效的措施。

（3）保护易感者：提高非特异性免疫力、特异性免疫力（包括主动免疫、被动免疫）。

（二）思考题

1. 宝宝出生后，为了预防乙型肝炎，应普种乙肝疫苗还是乙肝免疫球蛋白（HBIG）？

2. 宝宝的妈妈是乙型肝炎患者，宝宝出生后，为了预防乙型肝炎，应立即注射乙肝疫苗还是乙肝免疫球蛋白（HBIG）？

0103 参考答案

第四节 传染病隔离、防护措施

一、实践指导

▲ 实训 1-22

【实践目的】训练学生掌握接触传染病患者后洗手、卫生手消毒操作。

【实践地点】护理实训室。

【实践内容】接触传染病患者后洗手、卫生手消毒。

【实践用物】护士着装、模拟患者、个人防护用品、免接触洗手设施、速干手消毒液等。

【实践方法】模拟训练：学生接触传染病患者后进行洗手、卫生手消毒操作。

▲ 实训 1-23

【实践目的】训练学生应用标准预防的概念。

【实践地点】模拟病房。

【实践内容】标准预防的概念。

【实践用物】护士着装、模拟患者、抽血用物、免接触洗手设施、速干手消毒液。

【实践方法】模拟情境：临床带教。

（实习护士为心肌梗死患者抽血后，没洗手，准备再接着为另一位患者抽血，被带教老师发现后）

带教老师：……

▲ 实训 1-24

【实践目的】训练学生应用标准预防的概念。

【实践地点】模拟病房。

【实践内容】标准预防概念。

【实践用物】护士着装、口罩、手套、模拟患者、肌内注射用物、锐器盒、医疗废物袋、生活垃圾袋、免接触洗手设施、速干手消毒液。

【实践方法】模拟训练：请1位同学模拟为患者进行肌内注射操作。其他同学指出该同学操作中哪些环节已经做到了标准预防，哪些环节没有做到，应该如何做。

▲ **实训1-25**

【实践目的】训练学生掌握3种主要传播途径隔离要点。

【实践地点】无特殊要求。

【实践内容】3种主要传播途径隔离要点。

【实践用物】做3个大牌子，醒目标上"经空气传播隔离""经飞沫传播隔离""经接触隔离"。

【实践方法】请3个学生分别代表"经空气传播隔离""经飞沫传播隔离""经接触传播隔离"，并拿着相应的牌子。老师说黄色、粉色、蓝色中的一个颜色，代表那种隔离方式的学生就要举牌子，并说出该隔离方式的隔离要点。其他同学做评委。

▲ **实训1-26**

【实践目的】帮助学生掌握清洁、消毒步骤。

【实践地点】医院。

【实践内容】"清洁、消毒步骤"在临床中的应用。

【实践用物】护士着装。

【实践方法】到医院调研。

▲ **实训1-27**

【实践目的】训练学生掌握处置传染病废弃物的方法。

【实践地点】模拟传染病病房。

【实践内容】处置传染病废弃物的方法。

【实践用物】护士着装、模拟患者、个人防护用品、消毒剂、医疗废物容器、锐器盒等。

【实践方法】模拟训练：处置传染病废弃物的方法。

1. 处理传染病患者丢弃的纸屑、果皮等生活垃圾。

2. 处理传染病患者使用过的注射器、针头等医疗废物。

二、学习指导

（一）重点与难点

1. 洗手或卫生手消毒指征、手卫生原则

2. 标准预防概念、标准预防措施

3. 双重预防　对传染病患者要在标准预防的基础上，再采取根据传染病传播途径的隔离与预防。

4. 隔离标志醒目　隔离病房门口、病历等处粘贴相应颜色的隔离标志。黄色代表空气传播隔离，粉色代表飞沫传播隔离，蓝色代表接触传播隔离。

5. 不同情况下的隔离与预防　比如：空气传播、飞沫传播、接触传播、按甲类传染病管理的呼吸道传播疾病、按甲类传染病管理的接触传播疾病的隔离与预防,常见多重耐药菌感染患者的隔离等。

6. 消毒种类 ①疫源地消毒:随时消毒、终末消毒、床单位消毒的概念。②预防性消毒。

7. 与消毒有关的分类 物品分类、消毒剂分类、消毒水平分类。

8. 选择消毒、灭菌方法的原则 根据物品分类选择,根据物品性质选择,根据污染微生物的种类、性质、数量、污染程度选择。

9. 清洁、消毒步骤

(1)一般物体清洁、消毒步骤:清洁→消毒或灭菌。

(2)污染物体清洁、消毒步骤:可吸附材料将污染物清除→根据污染的病原体特点选用适宜的消毒剂进行消毒或灭菌。

(3)特殊病原体污染物体清洁、消毒步骤:指定化学制剂处理→去除污染物→清洁→消毒或灭菌。特殊病原体指朊粒、气性坏疽及突发不明原因的病原体等。

10. 常用清洁、消毒方法、传染病废弃物及污水处置、传染病标本处置

(二)思考题

1. 为什么在普通病区工作,也要注意预防传染病?

2. 王先生因患伤寒入院治疗,住院期间工作人员每日对其病床及地面消毒,这属于哪方面消毒?

3. 王先生因患伤寒入院治疗,出院后工作人员对其病床及地面消毒,这属于哪方面消毒?

第五节 传染病隔离、防护设施及用品

一、实践指导

▲ 实训 1-28

【实践目的】训练学生熟悉医院建筑区域划分。

【实践地点】医院。

【实践内容】医院建筑区域划分。

【实践用物】护士着装。

【实践方法】到医院调查医院的主要建筑有哪些? 划分出低危险区域、中等危险区域、高危险区域、极高危险区域。

▲ 实训 1-29

【实践目的】训练学生掌握传染病病区分区概念。

【实践地点】传染病病房教学模型(实用新型专利:专利号 ZL2007 2 0131319.3)。

【实践内容】传染病病区分区概念。

【实践用物】准备一些红色纸或红色布代替污染区,黄色纸或黄色布代替潜在污染区,绿色纸或绿色布代替清洁区。

【实践方法】请学生在"传染病病房教学模型"的不同区域内的地面上铺相应颜色的纸或布。

▲ 实训 1-30

【实践目的】训练学生掌握呼吸道传染病病区行走路线。

【实践地点】无特殊要求。

【实践内容】呼吸道传染病病区行走路线。

【实践用物】"呼吸道传染病病区模拟图"(图 1-7,见文后彩插)、文具用品等。

【实践方法】请学生在"呼吸道传染病病区模拟图"上画出以下情况时的行走路线。

①工作人员进病房行走路线。②患者进病房行走路线。③送饭菜进病房行走路线。④送患者标本到化验室行走路线。⑤污染衣物送洗行走路线。⑥患者出院行走路线。

▲ 实训 1-31

【实践目的】训练学生掌握戴、脱圆帽的方法。

【实践地点】护理实训室。

【实践内容】戴、脱圆帽。

【实践用物】护士着装,每人一顶布制圆帽或一次性圆帽,适当数量的黄色医疗废物袋等。

【实践方法】练习戴、脱圆帽。

▲ 实训 1-32

【实践目的】训练学生掌握戴、脱口罩的方法。

【实践地点】护理实训室。

【实践内容】戴、脱口罩。

【实践用物】护士着装,每人一只"有带子口罩"、一只"医用防护口罩",适当数量的黄色医疗废物袋等。

【实践方法】练习戴、脱"有带子口罩""医用防护口罩"。

▲ 实训 1-33

【实践目的】训练学生掌握戴、脱护目镜的方法。

【实践地点】护理实训室。

【实践内容】戴、脱护目镜。

【实践用物】护士着装,每人一副护目镜,适当数量的黄色医疗废物袋等。

【实践方法】练习戴、脱护目镜。

▲ 实训 1-34

【实践目的】训练学生掌握穿、脱防护服的方法。

【实践地点】护理实训室。

【实践内容】穿、脱防护服。

【实践用物】防护服、帽子、口罩、手套、鞋套、护目镜、防护面罩、免接触洗手设施、速干手消毒液、适当数量的黄色医疗废物袋等。

【实践方法】模拟训练:穿、脱防护服。

▲ 实训1-35

【实践目的】训练学生掌握使用个人防护用品的程序。

【实践地点】①虚拟仿真护理实训室。②传染病病房教学模型。

【实践内容】在呼吸道传染病病区内,应用个人防护用品的程序:①从清洁区进入潜在污染区程序。②从潜在污染区进入污染区程序。③从污染区进入潜在污染区程序。④从潜在污染区进入清洁区程序。

【实践用物】①虚拟仿真教学软件:传染病护理虚拟仿真教学分项训练模拟系统(计算机软件著作权登记证书的登记号:2017SR183903)、传染病护理虚拟仿真教学拓展训练模拟系统(计算机软件著作权登记证书的登记号:2017SR160189)、传染病护理虚拟仿真教学综合训练模拟系统(计算机软件著作权登记证书的登记号:2017SR188798)。②传染病病房教学模型。③实训用物:帽子、口罩、工作衣裤、工作鞋、防护服、外科口罩、防护面具、手套、靴子、医疗废物袋、手消毒设施等。

【实践方法】第一步:操作"虚拟仿真教学软件"。第二步:在"传染病病房教学模型"里进行模拟训练。

▲ 实训1-36

【实践目的】训练学生掌握在呼吸道传染病病区的护理工作程序。

【实践地点】①虚拟仿真护理实训室。②传染病病房教学模型。

【实践内容】护士在呼吸道传染病病区内完成以下护理工作:护士接待患者入院、护士对患者实施治疗及护理、护士送患者出院。

【实践用物】①虚拟仿真教学软件:传染病护理虚拟仿真教学分项训练模拟系统、传染病护理虚拟仿真教学拓展训练模拟系统、传染病护理虚拟仿真教学综合训练模拟系统。②传染病病房教学模型。③实训用物:帽子、口罩、工作服裤、工作鞋、防护服、医用防护口罩、防护面具、手套、靴子、医疗废物袋、手消毒设施等。

【实践方法】第一步:操作"虚拟仿真教学软件"。第二步:到"传染病病房教学模型"里进行模拟训练。

二、学习指导

(一)重点与难点

1. 医院区域划分

(1)低危险区域:包括行政管理区、教学区、图书馆、生活服务区等。

(2)中等危险区域:包括普通门诊、普通病房等。

(3)高危险区域:包括传染病门诊、传染病病房等。

(4)极高危险区域:包括手术室、重症监护病房、器官移植病房等。

2. 呼吸道传染病病区布局 呼吸道传染病病区分为"三区二缓冲二通道",即清洁区、潜在污染区、污染区、第一缓冲间、第二缓冲间、工作人员通道、患者通道。

3. 呼吸道传染病病区行走路线

4. 使用个人防护用品注意事项

5. 在呼吸道传染病病区穿脱个人防护用品程序

（1）从清洁区进入潜在污染区程序：在第一缓冲间，洗手→戴帽子→戴医用防护口罩→穿工作衣裤→换工作鞋→潜在污染区。

（2）从潜在污染区进入污染区程序：在第二缓冲间，穿隔离衣或防护服→穿鞋套或靴子→戴护目镜或防护面罩→戴手套→污染区。

（3）从污染区进入潜在污染区程序：在第二缓冲间，脱手套→卫生手消毒→摘护目镜或防护面罩→脱隔离衣或防护服→脱鞋套或靴子→洗手和（或）卫生手消毒→潜在污染区。

（4）从潜在污染区进入清洁区程序：在第一缓冲间，洗手和（或）卫生手消毒→脱工作服→摘医用防护口罩→摘帽子→洗手和（或）卫生手消毒→清洁区。

（二）思考题

1. 请思考医院建筑区域划分的特点。

2. 护理"乙型病毒性肝炎"患者时，护士需要穿戴哪些个人防护用品？

3. 护理频繁剧烈咳嗽的"人感染高致病性禽流感"患者时，护士需要穿戴哪些个人防护用品？

0105 参考答案

第六节　职业暴露及职业防护

一、实践指导

▲ 实训 1-37

【实践目的】帮助学生掌握、应用"职业暴露、职业防护"的概念。

【实践地点】医院。

【实践内容】调研临床有哪些情况可能会发生"职业暴露"？职业防护在临床应用的情况。

【实践用物】按临床护士要求，着装整齐。

【实践方法】到临床调研。

▲ 实训 1-38

【实践目的】训练学生掌握发生血源性职业暴露后的紧急处理方法。

【实践地点】护理实训室。

【实践内容】发生血源性职业暴露后紧急处理方法。

【实践用物】护士着装、注射用物、免接触洗手设施、速干手消毒液、肥皂水、70% 乙醇溶液或 0.5% 聚维酮溶液等。

【实践方法】模拟训练：发生血源性职业暴露后的紧急处理方法。

二、学习指导

（一）重点与难点

1. 职业暴露 指由于职业关系而暴露在危险因素之中,从而有可能损害健康或危及生命的一种情况。

2. 职业防护 指在工作中采取有效措施,避免发生职业暴露。

3. 职业防护一般要求。

4. 安全注射 安全注射指注射不伤及接受者和提供者,并且保障所产生的废物不对社会造成危害。

5. 发生血源性职业暴露后处理程序 紧急处理→评价暴露源→评价暴露者→暴露后预防措施→咨询与随访。

6. 发生血源性职业暴露后紧急处理

（1）清洗:若无伤口,用肥皂液和流动水清洗被污染的皮肤;用生理盐水反复冲洗被污染的黏膜。

（2）轻挤:若有伤口,由近心端向远心端轻轻挤压伤口周围,避免挤压伤口局部,尽可能挤出损伤处的血液,再用肥皂水和流动水冲洗伤口。

（3）消毒:冲洗伤口后,用 70% 乙醇溶液或 0.5% 聚维酮碘溶液消毒皮肤伤口,并包扎。

（4）报告:及时向带教老师、有关领导、相关部门报告发生职业暴露的情况。

（二）思考题

1. 不同疾病所致血源性职业暴露,处理方法是否都一样?

2. 为什么普通病房的医务人员也要掌握职业暴露的预防及处理方法?

（张小来）

D106 参考答案

第二章 病毒感染性疾病患者的护理

第一节 病毒性肝炎患者的护理

一、实践指导

▲ 实训 2-1

【实践目的】训练学生熟悉 5 种类型的病毒性肝炎。

【实践地点】无特殊要求。

【实践内容】甲肝、乙肝、丙肝、丁肝、戊肝特点。

【实践用物】做 5 个大牌子，分别写甲肝、乙肝、丙肝、丁肝、戊肝。

【实践方法】请 5 个学生分别拿着标有 5 种肝炎名称的 5 个牌子。

（1）老师说："常表现为急性肝炎的是"，拿甲肝、戊肝牌子的学生举牌子；老师说："常表现为慢性肝炎的是"，拿乙肝、丙肝、丁肝牌子的学生举牌子，其他学生做评委。

（2）以此类推，老师分别说：常表现有黄疸；常表现为慢性病毒携带者；主要经消化道途径传播；主要经血液或体液或母婴或性接触传播；易发展为肝硬化、肝癌等。根据老师所说的内容，拿相应牌子的学生举牌子，其他学生做评委。

▲ 实训 2-2

【实践目的】提高学生健康宣教能力。

【实践地点】模拟马路。

【实践内容】宣传防止 HAV 传播的知识。

【实践用物】菜篮子、口罩等。

【实践方法】模拟情境：健康宣教。

小军：王阿姨，您去买菜啊？

王阿姨：是啊。

小军：王阿姨，现在是夏天，您怎么还戴口罩呢？身体不舒服吗？

王阿姨：小军，您不知道吧，我们小区发现了甲型肝炎患者，我戴口罩是为了防止被传染。

小军：……

▲ 实训 2-3

【实践目的】帮助学生了解肝炎临床症状。

【实践地点】无特殊要求。

【实践内容】肝炎临床症状。

【实践用物】教材及相关资料、文具用品、"患者就餐图"（图 2-1）。

【实践方法】请回答患者就餐图（图 2-1）中患者的问题。

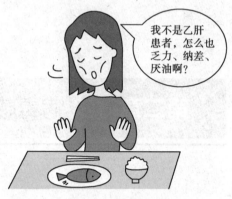

图 2-1　患者就餐图

（我不是乙肝患者，怎么也乏力、纳差、厌油啊？）

▲ 实训 2-4

【实践目的】帮助学生了解 HBV 的结构。

【实践地点】无特殊要求。

【实践内容】HBV 结构。

【实践用物】教材及相关资料、文具用品、"橘子剖开图"（图 2-2）或实物。

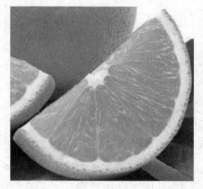
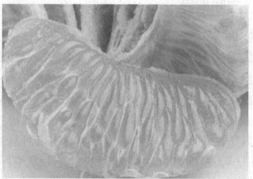

图 2-2　橘子剖开图

【实践方法】请以剖开的橘子为例，形容 HBV 的结构。

▲ 实训 2-5

【实践目的】帮助学生掌握"乙肝患者及 HBV 携带者"概念。

【实践地点】校园。

【实践内容】"乙肝患者及 HBV 携带者"概念。

【实践用物】无特殊要求。

【实践方法】模拟情境：咨询。

学生甲：王老师，我们寝室小朱是大三阳，但是她没有临床表现，肝功能也正常，她是不是乙肝患者？

王老师：……

▲ 实训 2-6

【实践目的】帮助学生了解乙肝病毒标志物检测意义。

【实践地点】无特殊要求。

【实践内容】乙肝病毒标志物检测意义。

【实践用物】教材及相关资料、文具用品、"乙肝病毒标志物检测意义选填表"（表 2-1）等。

表 2-1　乙肝病毒标志物检测意义选填表

类别		名称	小三阳	大三阳	传染性强
乙肝病毒标志物	乙肝五项指标	HBsAg			
		抗-HBs			
		HBeAg			
		抗-HBe			
		HBcAg		难以检测到	
		抗-HBc			
	HBV-DNA				
	DNAP				

【实践方法】请填写"乙肝病毒标志物检测意义选填表"。

▲ 实训 2-7

【实践目的】帮助学生了解抗病毒药物治疗乙肝的特点。

【实践地点】无特殊要求。

【实践内容】抗病毒药物治疗乙肝的特点。

【实践用物】教材及相关资料、文具用品、"抗病毒药物治疗乙肝填空表"（表 2-2）等。

表 2-2　抗病毒药物治疗乙肝填空表

项目	干扰素	核苷类似物
作用机制		
用药的主要前提条件		
用药监测主要目的		
主要用药途径		
主要缺点		
最主要用药护理		

【实践方法】请填写"抗病毒药物治疗乙肝填空表"。

▲ 实训 2-8

【实践目的】帮助学生了解乙肝疾病转归。

【实践地点】无特殊要求。

【实践内容】乙肝疾病转归。

【实践用物】无特殊要求。

【实践方法】模拟情境：咨询。

学生甲：王老师，我们寝室小朱是 HBV 携带者，对她将来会有什么影响？

王老师：……

▲ **实训 2-9**

【实践目的】提高学生执行"治疗乙肝"医嘱的能力。

【实践地点】无特殊要求。

【实践内容】执行"治疗乙肝"的医嘱。

【实践用物】提供"乙肝失代偿期肝硬化患者"的长期医嘱单（表 2-3）。

表 2-3　长期医嘱单

姓名	郭 ×	入院日期		2010.8.1		病区	传染科		床号	5	住院号		123
起始日期		时　间		医　嘱					医师签名	停止日期	停止时间	医师签名	录入者
2010.8.1		8:30		传染科护理常规					H				V
2010.8.1		8:30		二级护理					H				V
2010.8.1		8:30		接触隔离（主要血液、体液隔离）					H				V
2010.8.1		8:30		普食					H				V
2010.8.1		8:30		拉米夫定　0.1g　qd					H				V

【实践方法】根据该医嘱单请回答以下问题：

1. 如何执行医嘱？

2. 为什么该患者不用干扰素？

▲ **实训 2-10**

【实践目的】帮助学生掌握预防乙肝母婴传播的知识。

【实践地点】模拟社区卫生服务站。

【实践内容】预防乙肝母婴传播。

【实践用物】护士着装。

【实践方法】模拟情境：咨询。

王女士：护士，我真倒霉，我是乙肝病毒携带者，现在又怀孕了，您说我该怎么办？会不会传染给孩子啊？

护士：……

▲ **实训 2-11**

【实践目的】帮助学生熟悉不会导致 HBV 传播的情况。

【实践地点】无特殊要求。

【实践内容】不会导致 HBV 传播的情况。

【实践用物】教材及相关资料、文具用品等。

【实践方法】请标记出以下不会导致 HBV 传播的情况。

修足、文身、扎耳环孔、接触伤口、咳嗽、打喷嚏、哺乳、妊娠、谈话、同时用餐、接吻、性生活、拥抱、握手、输血、输白蛋白、共同看电影、公用电话、共用马桶、共用剃须刀、共用牙刷、共用门把、共用凳子、共同游泳、器官移植、手术、住同一宿舍、在同一办公室、针刺伤。

▲ 实训 2-12

【实践目的】帮助学生正确对待 HBV 携带者。

【实践地点】校园。

【实践内容】正确对待 HBV 携带者。

【实践用物】无特殊要求。

【实践方法】模拟情境：咨询。

学生：辅导员，我们寝室小英是乙肝大三阳，我们不想跟她住一个寝室，以免被传染。

辅导员：……

▲ 实训 2-13

【实践目的】提高学生健康宣教能力。

【实践地点】模拟传染病病房。

【实践内容】宣传乙肝相关知识。

【实践用物】护士着装。

【实践方法】模拟情境：乙肝患者小平在病房里哭。

护士：小平，您怎么了？

小平：今天医生通知我出院，我是乙肝患者，我不愿意出院回家，我怕传染家里人。

护士：……

▲ 实训 2-14

【实践目的】帮助学生了解乙肝病毒携带者就业问题。

【实践地点】校园。

【实践内容】乙肝病毒携带者就业问题。

【实践用物】无特殊要求。

【实践方法】模拟情境：咨询。

学生：老师，我是乙肝病毒携带者，会不会影响我就业？

老师：……

▲ 实训 2-15

【实践目的】训练学生掌握乙肝职业暴露处理方法。

【实践地点】模拟治疗室。

【实践内容】乙肝职业暴露处理方法。

【实践用物】护士着装、医生着装、个人防护用品、免接触水龙头、注射用物、抽血用物、包扎伤口用物、化验单等。

【实践方法】模拟情境：乙肝职业暴露处理。

（护士小红给乙肝患者拔针后，发生了针刺伤。）

护士小红：护士长，我手被针扎了，这个患者是乙肝患者。

护士长：……

张医生：……

护士小王：……

▲ **实训 2-16**

【实践目的】训练学生掌握预防乙肝职业暴露的方法。

【实践地点】模拟传染病病房。

【实践内容】为乙肝患者抽血。

【实践用物】护士着装、患者着装、个人防护用品、抽血用物等。

【实践方法】模拟训练：给乙肝患者抽血。

▲ **实训 2-17**

【实践目的】帮助学生区别甲肝、乙肝临床特点。

【实践地点】无特殊要求。

【实践内容】甲肝、乙肝临床特点。

【实践用物】教材及相关资料、文具用品、"甲肝、乙肝临床特点填空表"（表 2-4）等。

表 2-4　甲肝、乙肝临床特点填空表

项目	甲肝	乙肝
病毒类型		
流行病学		
对肝细胞作用		
病毒携带者		
潜伏期		
起病急缓		
临床表现分类		
肝脏情况		
实验室证据		
病程		

【实践方法】请填写"甲肝、乙肝临床特点填表"。

▲ **实训 2-18**

【实践目的】帮助学生掌握甲肝、乙肝治疗及护理特点。

【实践地点】无特殊要求。

【实践内容】甲肝、乙肝治疗及护理特点。

【实践用物】教材及相关资料、文具用品、"甲肝、乙肝治疗及护理填空表"（表 2-5）等。

表 2-5　甲肝、乙肝治疗及护理填空表

项目	甲肝	乙肝
抗病毒治疗		
隔离时间		
主要传播形式		
主要隔离方式		
主要护理		
预防接种		

【实践方法】请填写"甲肝、乙肝治疗及护理填空表"。

▲ 实训 2-19

【实践目的】帮助学生掌握重型肝炎临床特点。

【实践地点】无特殊要求。

【实践内容】重型肝炎临床特点。

【实践用物】教材及相关资料、文具用品、"重型肝炎临床特点连线图"（图 2-3）等。

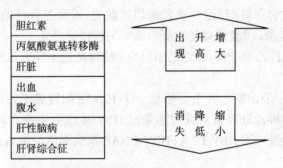

图 2-3　重型肝炎临床特点连线图

【实践方法】请将"重型肝炎临床特点连线图"进行连线。

▲ 实训 2-20

【实践目的】帮助学生掌握重型肝炎观察方法。

【实践地点】模拟传染病病房。

【实践内容】重型肝炎观察方法。

【实践用物】护士着装、测量生命体征用物等。

【实践方法】模拟情境：观察病情。

护士长：小红麻烦您去观察一下 16 床患者的病情，这个患者是重型肝炎。

护士小红：好。但是从哪些方面去观察呢？

护士长：……

二、学习指导

(一)重点与难点

1. 病毒性肝炎

(1)传播途径:①主要经消化道途径传播的病毒性肝炎有甲肝、戊肝。②主要经血液、体液、母婴、性接触途径传播的病毒性肝炎有乙肝、丙肝、丁肝。

(2)起病情况:甲型、戊型病毒性肝炎多呈急性感染。乙型、丙型、丁型病毒性肝炎多呈慢性感染。

(3)传染病类型:病毒性肝炎属乙类传染病,24h 内上报,需严格管理。

(4)肝炎表现:乏力、食欲缺乏、厌油、尿黄、腹胀、肝大、肝痛等。

2. 甲型肝炎

(1)病史、流行病学资料:流行区内不洁饮食史。患者和隐性感染者是传染源。

(2)临床表现:急性黄疸型肝炎、急性无黄疸型肝炎。

(3)辅助检查:①血清抗 -HAV-IgM 是新近感染的证据,是早期诊断最简单、最可靠的标志。②大便查到 HAV 颗粒或抗原或 HAV-RNA 是确诊依据,表明具有传染性。

(4)治疗原则及护理要点:无特殊。

(5)隔离防护:主要是消化道隔离,隔离至病毒消失。患者粪便、污水、呕吐物、餐具、用物等用含氯消毒剂消毒。

3. 乙型肝炎

(1)病史、流行病学资料:与乙肝患者密切接触史,接种乙肝疫苗情况;乙肝患者和病毒携带者是最重要的传染源;母婴传播是乙肝最重要的传播途径。

(2)临床表现:急性乙型肝炎、慢性乙型肝炎(病理超过半年)、乙型肝炎肝硬化。

(3)辅助检查

1)乙肝五项指标:是诊断乙肝重要依据。① HBsAg 阳性见于乙肝患者或 HBV 携带者。②抗 -HBs 阳性见于接种乙肝疫苗后或曾感染过 HBV 并产生免疫力者。③ HBeAg 阳性提示病毒复制活跃,传染性强。④ HBV-DNA、HBV-DNAP 是病毒感染最直接、最特异、最灵敏的指标,提示传染性强。

2)肝功能:ALT 是判断肝细胞损害的重要指标。

(4)治疗原则及护理要点:慢性乙肝用干扰素和(或)核苷类似物治疗,失代偿期肝硬化只能用核苷类似物治疗。增加营养,避免劳累。

(5)隔离防护

1)接触隔离:主要是血液、体液、母婴、性接触隔离,隔离至 HBsAg 转阴。患者血液、分泌物、血液污染物品等用含氯消毒剂消毒。

2)防止母婴传播:24h 内(最好 12h 内)接种第 1 针。孕妇 HBsAg 阴性时,仅接种疫苗;新生儿按"0、1、6 个月"程序接种乙肝疫苗,孕妇 HBsAg 阳性时,在 24h(最好 12h)内同时分别在不同部位给新生儿肌内注射乙肝疫苗、HBIG。

3)职业防护:①发生针刺伤时要轻轻挤出伤口的血液,并用流水边冲边挤。消毒伤口。②立即检测血清乙肝标志物。③必要时注射 HBIG、乙肝疫苗。④立即上报。

4. 重型肝炎

(1)临床表现:①胆酶分离:胆红素升高,ALT 下降。②肝脏进行性缩小。③凝血酶原活动度（PTA）＜ 40% 是诊断重型肝炎最重要的指标。

（2）治疗原则及护理要点：提高重型肝炎患者存活率的关键是早期对其实施监护治疗。

（二）思考题

1. 小花丈夫患有慢性乙型肝炎，如何指导他们做好家庭护理？
2. 哪些人属于乙肝高危人群？

（吕云玲）

0201 参考答案

第二节　艾滋病患者的护理

一、实践指导

▲ 实训 2-21

【实践目的】让学生了解我国艾滋病发病情况。

【实践地点】电子阅览室、图书馆等地。

【实践内容】我国艾滋病发病情况。

【实践用物】网络、书籍、电脑、手机等。

【实践方法】根据查阅、检索的资料，谈一谈：①我国艾滋病传播特征的变化。②目前，我国艾滋病发病率最高和最低的省、自治区、直辖市。

▲ 实训 2-22

【实践目的】让学生了解我国在艾滋病防治工作方面取得了哪些显著成绩。

【实践地点】电子阅览室、图书馆等地。

【实践内容】我国在艾滋病防治工作方面取得的显著成绩。

【实践用物】网络、书籍、电脑、手机等。

【实践方法】根据查阅、检索的相关资料，谈一谈我国在艾滋病防治工作方面取得了哪些显著成绩。

▲ 实训 2-23

【实践目的】帮助学生熟悉艾滋病临床表现。

【实践地点】教室。

【实践内容】艾滋病临床表现。

【实践用物】无特殊要求。

【实践方法】模拟情境：健康宣教。

（小华伏桌哭泣）

小冰：小华，你怎么了？

小华：我最近一会儿感冒，一会儿又拉肚子，还有低热、体重减轻情况，和老师讲的艾滋病症状一样，我是不是得艾滋病了？

小冰：……

▲ **实训 2-24**

【实践目的】帮助学生了解艾滋病辅助检查意义。

【实践地点】无特殊要求。

【实践内容】艾滋病辅助检查意义。

【实践用物】教材及相关资料、文具用品、"艾滋病辅助检查意义选填表"（表 2-6）等。

表 2-6　艾滋病辅助检查意义选填表

检测项目	诊断金指标	早期诊断	反映病程进展	反映免疫状态	指导治疗
CD4+T 淋巴细胞检查					
HIV 抗体检测					
病毒载量检测					
p24 抗原检测					
HIV 耐药检测					

【实践方法】根据艾滋病辅助检查意义，请在表格的相应位置打钩。

实训 2-25

【实践目的】帮助学生了解抗反转录病毒药物作用机制。

【实践地点】无特殊要求。

【实践内容】找出抗反转录病毒药物作用部位。

【实践用物】教材及相关资料、文具用品、"HIV 结构图"（图 2-4）、"HIV 侵犯 CD4+ T 淋巴细胞步骤图"（图 2-5）等。

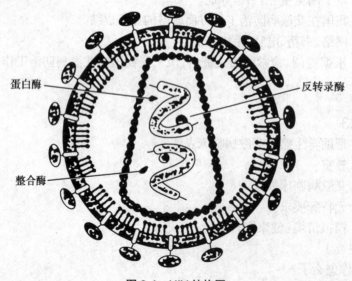

图 2-4　HIV 结构图

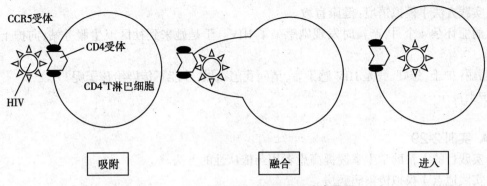

图 2-5　HIV 侵犯 CD4$^+$ T 淋巴细胞步骤图

【实践方法】请在"HIV 结构图""HIV 侵犯 CD4$^+$ T 淋巴细胞步骤图"上画出 6 大类抗反转录病毒药物作用部位。

▲ 实训 2-26

【实践目的】帮助学生了解艾滋病知情权问题。

【实践地点】模拟医院附近环境。

【实践内容】艾滋病知情权问题。

【实践用物】无特殊要求。

【实践方法】模拟情境：健康宣教。

小吴：老张，您怎么在医院附近转悠啊？

老张：我前几个月接受过输血治疗，现在感觉不舒服，总担心自己被感染上了艾滋病，想到医院检查又不好意思。

小吴：……

▲ 实训 2-27

【实践目的】帮助学生了解安全套能有效预防艾滋病。

【实践地点】模拟家庭环境。

【实践内容】安全套预防艾滋病的重要性。

【实践用物】无特殊要求。

【实践方法】模拟情境：咨询。

小田：小胡，听说世界卫生组织在不少国家娱乐场所推行"100%安全套运动"，这个意思是不是指安全套预防艾滋病 100% 有效？

小胡：……

▲ 实训 2-28

【实践目的】帮助学生掌握如何切断艾滋病母婴传播途径。

【实践地点】模拟社区卫生服务站。

【实践内容】切断艾滋病母婴传播途径。

【实践用物】无特殊要求。

【实践方法】模拟情境：健康宣教。

（丽丽怀孕 4 个月，产检时发现她感染了 HIV。于是她来到社区卫生服务站，向护士进行咨询）。

丽丽：护士，您好，我是 HIV 感染者，请问我怎么做，才能不传染给孩子呢？

护士：……

▲ 实训 2-29

【实践目的】帮助学生掌握提高患者用药依从性的方法。

【实践地点】模拟传染病病房。

【实践内容】指导患者服用抗反转录病毒药。

【实践用物】护士着装、发药用物、病历等。

【实践方法】模拟情境：给艾滋病患者发药。

（护士给艾滋病患者小军发药时，发现昨天小军未服用抗反转录病毒药）

护士：小军，您昨天没有服药吗？

小军：昨天胃有点不舒服，就没有吃药了。我能不能把昨天的药和今天的药一起吃掉？

护士：……

▲ 实训 2-30

【实践目的】训练学生熟知不会导致 HIV 传播的情况。

【实践地点】无特殊要求。

【实践内容】不会导致 HIV 传播的情况。

【实践用物】教材及相关资料、文具用品等。

【实践方法】请将以下不会导致 HIV 传播的情况标注出来：

修足、文身、扎耳环孔、接触伤口、咳嗽、打喷嚏、哺乳、妊娠、谈话、共餐、礼节性接吻、性生活、拥抱、握手、输血、输白蛋白、共同看电影、公用电话、共用马桶、共用剃须刀、共用牙刷、共用门把、共用凳子、共同游泳、器官移植、手术、住同一宿舍、在同一办公室、针刺伤。

▲ 实训 2-31

【实践目的】帮助学生熟知"四免一关怀"政策。

【实践地点】模拟社区卫生服务站。

【实践内容】宣传"四免一关怀"政策。

【实践用物】护士着装。

【实践方法】模拟情境：健康宣教。

（HIV 感染者小吴到社区卫生服务站进行咨询）

小吴：护士，我是 HIV 感染者，现在我心里压力很大，不知今后该怎么办。我担心受到歧视，担心今后生活，担心传染家里人，担心没钱治病，担心孩子上学问题，担心……

护士：……

▲ 实训 2-32

【实践目的】训练学生熟知 HIV 职业暴露处理程序。

【实践地点】无特殊要求。

【实践内容】HIV 职业暴露处理程序。

【实践用物】教材及相关资料、文具用品、"HIV 职业暴露处理步骤填空图"（图 2-6）等。

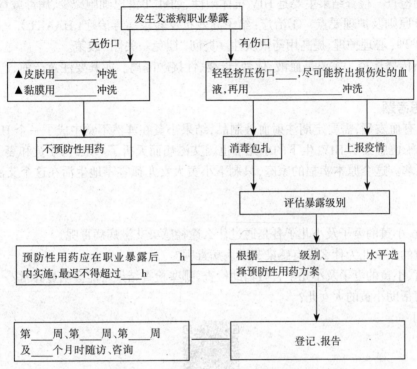

图 2-6　HIV 职业暴露处理步骤填空图

【实践方法】填写"HIV 职业暴露处理步骤填空图"。

▲ 实训 2-33

【实践目的】训练学生掌握艾滋病职业暴露处理方法。

【实践地点】模拟治疗室。

【实践内容】艾滋病职业暴露处理方法。

【实践用物】护士着装、医生着装、个人防护用品、免接触水龙头、注射用物、抽血用物、包扎伤口用物、化验单等。

【实践方法】模拟训练：艾滋病职业暴露处理。

二、学习指导

（一）重点与难点

1. 概述　艾滋病病原体是艾滋病病毒。艾滋病属乙类传染病，24h 内上报，需严格管理。

2. 流行病学资料　HIV 感染者及艾滋病患者是本病唯一的传染源。主要经血液、体液、母婴、性接触传播。艾滋病高危人群为：与 HIV 感染者或艾滋病患者性接触者，男性同性恋、性乱者、静脉药物依赖者、多次接受输血或血液制品者、HIV 感染者或艾滋病患者子女等。

3. 临床表现　①急性期：通常发生在初次感染 HIV 后 2~4 周。"窗口期"一般不超过 3

个月。"窗口期"常发生在急性期,但是与急性期无直接关系。"窗口期"时间长短与检测 HIV 抗体的试剂灵敏度有关。②无症状期:此期特点是 HIV 抗体阳性,但无明显临床症状和体征,具有传染性。③艾滋病期:有 HIV 相关症状和各种机会性感染及肿瘤的表现。

4. 辅助检查　检查结果主要是 HIV 抗体阳性、CD4$^+$ T 淋巴细胞减少、病毒载量增高。

5. 治疗原则及护理要点　①治疗:给予高效抗反转录病毒治疗(HAART),又称"鸡尾酒疗法"。②护理:心理护理、提高用药依从性。贯彻"四免一关怀"政策。

6. 切断传播途径　主要是血液、体液、母婴、性接触隔离。尤其要注意产前、产后干预,防止母婴传播。

(二)思考题

小黄患有血友病,需要定期注射血液制品,结果小黄在浑然不觉中成了一个 HIV 感染者。接着他的妻子也感染了 HIV,生下的小儿子也因艾滋病而夭折了。最终,小黄和妻子都没逃脱艾滋病的魔掌。这个原本幸福的家庭,只剩下小黄大女儿孤零零地生活在这个艾滋病依然肆虐的世界上。

请问:

1. 小黄、小黄的妻子及小儿子各是通过什么途径感染艾滋病病毒呢?

2. 小黄的大女儿为什么没有感染艾滋病病毒呢?

3. 小黄、小黄的妻子及小儿子若做辅助检查,哪些检查结果可能会明显异常?

4. 如何帮助小黄的大女儿?

0202 参考答案

（陆一春）

第三节　流行性感冒患者的护理

一、实践指导

▲ **实训 2-34**

【实践目的】帮助学生鉴别流行性感冒、普通感冒。

【实践地点】模拟超市。

【实践内容】鉴别流行性感冒、普通感冒。

【实践用物】无特殊要求。

【实践方法】模拟情境:咨询。

（萍萍在超市遇到张大妈）

张大妈:萍萍您是学医的,我听说现在的感冒传染性可强了,在很短时间内就会导致全世界成千上万人感冒。我身体不好,动不动就感冒,怎么没有导致我们家人甚至全村人也动不动就感冒呢?

萍萍:……

▲ 实训2-35

【实践目的】训练学生掌握流行性感冒预检、分诊方法。

【实践地点】模拟医院门诊部。

【实践内容】流行性感冒预检、分诊方法。

【实践用物】护士着装、体温计、口罩、速干手消毒剂、登记本等。

【实践方法】模拟训练:门诊护士接待疑似流行性感冒患者。

二、学习指导

(一)重点与难点

1. 概述　流行性感冒病原体是流感病毒。流行性感冒属丙类传染病,24h内上报,需监督管理。

2. 病史、流行病学资料　与流感患者接触史,当地有流感流行,或到过流感流行区,流感疫苗接种情况。流感患者和隐性感染者是主要传染源。经飞沫传播为主,接触传播为辅。

3. 临床表现　全身症状较重,呼吸道症状较轻。

4. 辅助检查　病毒分离是诊断流感最常用和最可靠的方法。

5. 治疗原则及护理要点　发病48h内尽早开始用金刚烷胺、奥司他韦等抗病毒药物。卧床休息、多饮水、增加营养。

6. 隔离防护　注意通风,保持室内空气新鲜。

(二)思考题

2018年1月2日,北京疾病预防控制中心官方微博发布《流感防护——北京市疾控中心致家长的一封信》。信中指出,家长朋友们应提高防病意识,加强家庭成员的健康防护,最大限度地预防流感等传染病侵袭。

1. 为什么在这个时间发布预防流感的信?

2. 是不是成年人不会患流感?

3. 如何预防流感?

(郭梦安)

第四节　人感染高致病性禽流感患者的护理

一、实践指导

▲ 实训2-36

【实践目的】帮助学生熟知影响人感染高致病性禽流感预后的因素。

【实践地点】模拟传染病病房。

【实践内容】影响人感染高致病性禽流感预后的因素。

【实践用物】电话等。

【实践方法】模拟情境：咨询。

（小东的弟弟患禽流感住院了，他正在给小东打电话）

弟弟：哥哥，听说禽流感死亡率很高，我很害怕啊。

小东：⋯⋯

▲ 实训 2-37

【实践目的】训练学生抢救人感染高致病性禽流感重症患者。

【实践地点】模拟传染病病房。

【实践内容】抢救人感染高致病性禽流感重症患者。

【实践用物】护士着装、氧气、吸痰器、呼吸机、心电监护仪、静脉输液装置、抢救车、洗手设施、个人防护用品。

【实践方法】模拟训练：抢救人感染高致病性禽流感重症患者。

二、学习指导

（一）重点与难点

1. 概述　人感染高致病性禽流感病原体是禽流感病毒。人感染高致病性禽流感属乙类传染病，24h 内上报，需严格管理。

2. 病史、流行病学资料　①发病前 7d 内，有接触禽类及其分泌物、排泄物接触史。发病前 14d 内，曾到过有活禽的场所。②当地有人禽流感流行。③最主要的传染源是鸡。④飞沫传播为主，接触传播为辅。

3. 临床表现　临床表现与所感染的禽流感病毒亚型不同而不同，可轻、可重。

4. 辅助检查　与流行性感冒辅助检查方法相似。

5. 治疗原则及护理要点　①轻症患者：与流行性感冒治疗方法相似。②重症患者：采取综合治疗措施、吸氧及其他相应呼吸支持、对症处理。

6. 隔离防护　疑似病例应单独隔离，确诊病例可多人同室隔离。间隔 24h 特异性核酸检测 2 次阴性，即可解除隔离。

（二）思考题

患者，男，44 岁，饲养员。发病前曾有病死家禽接触史，随即出现头痛、发热、咽痛、全身肌肉酸痛、咳嗽。体格检查：体温 39.5℃，肺部可闻及湿啰音，有肺实变体征。辅助检查：白细胞计数正常，X 线提示肺部实变，胸腔积液。

请问：

1. 该患者最有可能的临床诊断是什么？

2. 对该患者所在环境如何处理？

0204 参考答案

（郭梦安）

第五节 麻疹患者的护理

一、实践指导

▲ 实训 2-38

【实践目的】帮助学生掌握麻疹的传播途径。

【实践地点】无特殊要求。

【实践内容】麻疹的传播途径。

【实践用物】教材及相关资料、文具用品等。

【实践方法】请将以下能够导致麻疹病毒传播的情况标注出来：

咳嗽、打喷嚏、怀抱、接吻、握手、输血、共用马桶、共用门把、共用玩具、共用毛巾、共同游泳、器官移植、针刺伤、共洗衣服。

▲ 实训 2-39

【实践目的】训练学生掌握麻疹的出疹顺序。

【实践地点】无特殊要求。

【实践内容】麻疹的出疹顺序。

【实践用物】做几个直径 10cm 的红色圆形牌子。

【实践方法】请几名学生分别拿着红色圆形牌子。老师说："麻疹的皮疹首先出现在什么地方？"学生就把红色圆形牌子放在耳后；老师说："然后皮疹出现在什么地方？"学生就把红色圆形牌子放在前额发际处。以此类推，其他学生做评委。

▲ 实训 2-40

【实践目的】帮助学生识别麻疹患者的临床表现。

【实践地点】模拟社区卫生服务站。

【实践内容】识别麻疹患者的临床表现。

【实践用物】护士着装。

【实践方法】模拟情境：咨询。

（小琳 2 岁，近 2d 有上呼吸道感染症状，妈妈带她到社区门诊咨询）

小琳妈妈：护士，你好。小琳这 2d 嗓子不舒服，还咳嗽，有点发热，是不是感冒啦？

护士：最近，小琳周围有人感冒吗？

小琳妈妈：没有，但我上周带她去过我妹妹家，我妹妹家孩子出麻疹啦。

护士：小琳出过麻疹吗？

小琳妈妈：没出过。

护士：……

▲ 实训 2-41

【实践目的】帮助学生掌握麻疹隔离防护知识。

【实践地点】模拟社区卫生服务站。

【实践内容】麻疹隔离防护知识。

【实践用物】护士着装。

【实践方法】模拟情境:咨询。

患儿家长:护士,我家孩子得了麻疹,需要注意什么?

护士:⋯⋯

二、学习指导

(一)重点与难点

1. 概述　麻疹病原体是麻疹病毒。麻疹属乙类传染病,24h内上报,需严格管理。

2. 病史、流行病学资料　①与麻疹患者接触史,当地有麻疹流行,到过麻疹流行区,麻疹疫苗接种情况。②麻疹患者是唯一的传染源。③麻疹病毒以飞沫传播为主,空气传播、接触传播为辅。④病后可获得持久免疫力。

3. 临床表现　①柯氏斑是麻疹早期特有体征。②皮疹出疹顺序为:耳后→发际→前额、面、颈→胸、腹、背→四肢、手掌、足底。③皮疹按出疹顺序消退。④麻疹最常见的并发症是肺炎。

4. 辅助检查　特异性IgM抗体阳性是诊断麻疹的标准方法。

5. 治疗原则及护理要点　①对症处理。补充维生素A能显著减少麻疹相关病死率。②观察皮疹是否按时、按顺序出齐及消退。③发热护理需兼顾透疹,不宜用药物及物理方法强行降温。

6. 隔离、预防　①飞沫隔离为主,空气隔离、接触隔离为辅,隔离至出疹后第5d,若有并发症则延长至出疹后第10d。②麻疹流行期间不去人多拥挤处。③室内紫外线消毒或每日通风半小时。④接种麻疹减毒活疫苗。

(二)思考题

患儿,男,2岁,3d前发热,伴有咳嗽、流涕、流泪,今早起发现耳后、颈部及发际边缘有红色斑丘疹,疹间皮肤正常,眼结膜充血,口腔颊膜发红,体温39.8℃,精神不振,心、肺正常。

请问:

1. 该患儿可能患了什么病?

2. 对该患者应按什么隔离? 隔离时间是多久?

3. 如何进行治疗?

0205 参考答案

(艾春玲)

第六节　水痘患者的护理

一、实践指导

▲ 实训 2-42

【实践目的】训练学生掌握水痘的出疹顺序。

【实践地点】无特殊要求。

【实践内容】水痘的出疹顺序。

【实践用物】做几个直径 10cm 的红色圆形牌子。

【实践方法】请几个学生分别拿着红色圆形牌子。老师说："水痘的皮疹首先出现在什么地方？"学生就把红色圆形牌子放在躯干部；老师说："然后皮疹出现在什么地方？"学生就把红色圆形牌子放在面部及四肢。以此类推，其他学生做评委。

▲ 实训 2-43

【实践目的】训练学生鉴别水痘和麻疹的临床表现。

【实践地点】无特殊要求。

【实践内容】鉴别水痘和麻疹的临床表现。

【实践用物】教材及相关资料、文具用品、"水痘和麻疹的临床表现填空表"（表 2-7 ）等。

表 2-7　水痘和麻疹的临床表现填空表

项目	水痘	麻疹
病毒存在部位		
出疹时间		
皮疹分布		
皮疹特点		
是否分批出现		
皮疹结局		

【实践方法】请填写"水痘和麻疹的临床表现填空表"。

▲ 实训 2-44

【实践目的】提高学生健康宣教能力。

【实践地点】模拟社区卫生服务站。

【实践内容】水痘患者护理知识。

【实践用物】护士着装。

【实践方法】模拟情境：咨询。

患儿家长：护士，我儿子得了水痘，需要注意什么？

护士：……

二、学习指导

（一）重点与难点

1. 概述 水痘病原体是水痘 - 带状疱疹病毒。

2. 病史、流行病学资料 ①有与水痘患者接触史，当地有水痘流行，或到过水痘流行区，水痘疫苗接种情况。②水痘患者是唯一的传染源。③经飞沫传播为主，接触传播为辅。病后可获持久免疫力。

3. 临床表现 起病后数小时至 2d 开始出疹，皮疹呈向心性分布，同一时间同一部位可见斑疹、丘疹、疱疹、结痂同时存在。

4. 辅助检查 疱疹刮片、病原学检查阳性，可确诊。

5. 治疗原则及护理要点 无特效药。皮肤黏膜护理，防止感染。

6. 隔离、预防 飞沫隔离为主、接触隔离为辅，隔离至全部疱疹干燥结痂为止。切断传播途径的方法与麻疹相似。

（二）思考题

患儿，男，4 岁，前天开始低热，伴有咳嗽、流涕、食欲缺乏，今早见后背、腹部有斑丘疹、水疱，周围有红晕，疹间皮肤正常。体温 37.8℃，精神萎靡。

请问：

1. 该患儿可能患了什么病？

2. 对该患儿采取什么隔离方式？隔离时间多久？

3. 如何进行饮食护理？

（张小来）

第七节 手足口病患者的护理

一、实践指导

▲ 实训 2-45

【实践目的】帮助学生识别手足口病患者的临床表现。

【实践地点】模拟家庭环境。

【实践内容】识别手足口病患者的临床表现。

【实践用物】无特殊要求。

【实践方法】模拟情境：健康宣教。

（小斌 3 岁，从幼儿园回来后，精神萎靡，妈妈给他测体温，发现体温 38.5℃，于是立即请隔壁王大姐来看看）

小斌妈妈：王大姐，小斌班上有 4 个孩子患手足口病了，现在小斌发热，是不是也患手足口病了呢?

　　王大姐:……

　　小斌:……

▲ 实训2-46

【实践目的】帮助学生掌握手足口病隔离防护知识。

【实践地点】模拟社区卫生服务站。

【实践内容】手足口病隔离防护知识。

【实践用物】护士着装。

【实践方法】模拟情境:健康宣教。

患儿家长:护士,我家孩子得了手足口病,请问我们需要注意什么?

护士:……

二、学习指导

(一)重点与难点

1. 概述　手足口病病原体主要是肠道病毒71型(EV71)、柯萨奇病毒A组16型(CoxA16)等。手足口病属丙类传染病,24h内上报,需监督管理。

2. 病史、流行病学资料　①与手足口病患者接触史,当地有手足口病流行,或到过手足口病流行区。②患者和隐性感染者均是本病的传染源。③飞沫传播为主,接触传播为辅。

3. 身体状况　①轻症病例:发热＋口痛＋皮疹(手、足、口、臀斑丘疹或疱疹,具有不痒、不痛、不结痂、不结疤的"四不"特征)。②重症病例:常伴有并发症,如脑炎、循环衰竭、呼吸衰竭等。多发生在病程5d内。

4. 辅助检查　从疱疹液或口咽分泌物中分离出病毒,是目前诊断手足口病的"金标准"。

5. 治疗原则及护理要点　对症治疗及皮肤护理。

6. 隔离防护　飞沫隔离为主,接触隔离为辅,隔离到体温正常、皮疹消退及水疱结痂为止。

(二)思考题

患儿,女,4岁。昨日无明显诱因突然发热,体温38.5℃,咳嗽、流涕,伴食欲缺乏。查体:口内有4个小疱疹,右足上有3个小疱疹,不痒、不痛,未结痂。余未见异常体征。

请问:

1. 该患儿可能患了什么病?

2. 根据实验室检查能不能确诊?

3. 对该患儿应按什么隔离?隔离时间多久?

4. 如何对该患儿进行口腔护理?

0207 参考答案

　　　　　　　　　　　　　　　　　　　　　　　　　　(艾春玲)

第八节　流行性腮腺炎患者的护理

一、实践指导

▲ 实训2-47

【实践目的】帮助学生了解流行性腮腺炎临床表现。

【实践地点】无特殊要求。

【实践内容】流行性腮腺炎临床表现。

【实践用物】教材及相关资料、文具用品、腮腺解剖图（图2-7）。

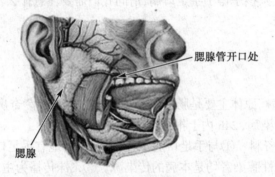

腮腺管开口处

腮腺

图2-7　腮腺解剖图

【实践方法】请根据腮腺解剖图解释腮腺炎临床表现。

▲ 实训2-48

【实践目的】帮助学生掌握流行性腮腺炎隔离护理知识。

【实践地点】模拟小区花园。

【实践内容】流行性腮腺炎的隔离护理。

【实践用物】无特殊要求。

【实践方法】模拟情境：健康宣教。

汪大姐：小吴，带女儿在外面玩啊？

小吴：是啊。

汪大姐：这孩子怎么精神不太好，左边脸好像肿啦？

小吴：医生说我女儿是流行性腮腺炎，让她不要上幼儿园，在家休息。

汪大姐：那您怎么还带她出来啊？

小吴：孩子闷在家里，很难受，我就带她出来转转，一会就回家。

汪大姐：……

二、学习指导

（一）重点与难点

1. 概述　流行性腮腺炎病原体是腮腺炎病毒。属丙类传染病，发现后24h内上报，需监督管理。

2. 病史、流行病学资料 ①与流行性腮腺炎患者接触史,当地有流行性腮腺炎流行,或到过流行性腮腺炎流行区,流行性腮腺炎疫苗接种情况。②患者和隐性感染者为本病的传染源。③主要经飞沫传播。病后可获终身免疫。

3. 身体状况 腮腺肿大常为首发体征。脑膜炎、脑膜脑炎、脑炎是最常见的并发症。13 岁后睾丸炎发病明显增多。

4. 辅助检查 可进行病原学检查、抗体检测等。

5. 治疗原则及护理要点 无特效药,主要是对症处理,减轻腮腺疼痛的护理。

6. 隔离、预防 按飞沫隔离,隔离至腮腺肿大完全消退为止。接种腮腺炎减毒活疫苗进行预防。

（二）思考题

患儿,男,8 岁。因发热伴双耳垂下肿痛 3d,腹痛半天,呕吐 2 次就诊。体检:体温 39℃,神志清,咽部充血,双侧腮腺肿大,质软,有压痛,表面发热不红,可见腮腺管口红肿,挤压无脓性分泌物,颈软,心肺正常,腹软,左上腹压痛,无肌紧张及反跳痛,克氏征、布氏征均阴性。

请问:

1. 该患儿可能患了什么病?

2. 根据辅助检查能不能确诊?

3. 对该患儿应按什么隔离? 隔离时间多久?

4. 如何进行治疗护理?

（申永刚）

第九节　狂犬病患者的护理

一、实践指导

▲ 实训 2-49

【实践目的】帮助学生熟悉狂犬病潜伏期。

【实践地点】教室。

【实践内容】狂犬病潜伏期。

【实践用物】无特殊要求。

【实践方法】模拟情境:咨询。

学生:老师,我妹妹被狗咬过,已经 3 年啦,现在没有症状,一切均正常,她会不会得狂犬病啊?

老师:……

▲ 实训 2-50

【实践目的】训练学生了解狂犬病的临床表现。

【实践地点】教室。

【实践内容】狂躁型狂犬病的临床表现。

【实践用物】教材及相关资料、文具用品、"狂躁型狂犬病临床表现填空表"（表 2-8）等。

表 2-8 狂躁型狂犬病临床表现填空表

项目	持续时间	临床表现
前驱期		
兴奋期		
麻痹期		

【实践方法】请填写"狂犬病临床表现填空表"。

▲ 实训 2-51

【实践目的】训练学生掌握犬咬伤口的处理。

【实践地点】模拟医院门诊。

【实践内容】犬咬伤口的处理。

【实践用物】护士着装、肥皂水、流动清水、0.025%~0.05% 碘伏、注射用物、2ml 注射器 2 副、狂犬病疫苗、狂犬病被动免疫制剂等。

【实践方法】模拟训练：犬咬伤口的处理。

二、学习指导

（一）重点与难点

1. 概述　狂犬病病原体是狂犬病病毒。狂犬病属乙类传染病，24h 内上报，需严格管理。

2. 病史、流行病学资料　①有被狂犬或病畜咬伤或抓伤史，狂犬病疫苗接种情况。②传染源主要是携带狂犬病病毒的病犬。③经接触传播，主要经黏膜及损伤的皮肤传播。

3. 临床表现　①早期：最有意义的症状是伤口处及相应的神经支配区有痒、痛、麻及蚁走感。②兴奋期：有恐水、恐风、恐光、恐声、恐惧"五恐"症状。其中恐水是本病的特殊症状。咽喉肌痉挛、唾液和汗液分泌增加。③麻痹期：全身弛缓性瘫痪，因呼吸、循环衰竭而死。

4. 辅助检查　病原学检查、抗体检测等。

5. 治疗原则及护理要点　目前尚无特效疗法。主要是对症处理，减少刺激，保持呼吸道通畅。

6. 隔离、预防　①家犬要接种兽用狂犬病疫苗。发现野犬、狂犬要立即捕杀、消毒、深埋或焚烧。②发生暴露后立即处理伤口、注射狂犬病被动免疫制剂、接种人用狂犬病疫苗。

（二）思考题

患儿，3 岁，昨天与小狗玩耍时被狗抓伤，家长未发现。今早，家长给他洗澡时发现大腿外侧有抓痕，经追问，证明是被小狗弄伤，来医院检查。

请问：

1. 应如何处理？

2. 如果给予疫苗接种,有哪些注意事项?

（申永刚）

第十节　肾综合征出血热患者的护理

一、实践指导

▲ 实训 2-52
【实践目的】帮助学生了解汉坦病毒。

【实践地点】无特殊要求。

【实践内容】汉坦病毒相关知识。

【实践用物】无特殊要求。

【实践方法】学生两个人一组,一人说:"汉坦病毒是 RNA 病毒",另一人回答:"对";一人说:"必须 60℃ 1min 才能灭活汉坦病毒",另一人答:"错"。以此类推。

▲ 实训 2-53
【实践目的】帮助学生掌握肾综合征出血热流行过程的 3 个基本条件及防护。

【实践地点】校园。

【实践内容】肾综合征出血热流行过程的 3 个基本条件及防护。

【实践用物】无特殊要求。

【实践方法】模拟情境:咨询。

学生家长:老师,听说肾综合征出血热是经空气传播的,孩子们是不是要戴口罩上课?

老师:……

▲ 实训 2-54
【实践目的】训练学生掌握肾综合征出血热临床表现。

【实践地点】无特殊要求。

【实践内容】肾综合征出血热临床表现。

【实践用物】教材及相关资料、文具用品、"肾综合征出血热分期及临床表现填空表"(表 2-9)等。

表 2-9　肾综合征出血热分期及临床表现填空表

分期	临床表现	
	以稽留热和弛张热多见。热程一般 3~7d。重者有"热退病进"情况	
	"三痛"：头痛、腰痛、眼眶痛	
	胃肠中毒症状	
	神经精神症状	
	充血	皮肤"三红"（面部、颈部、胸部） 黏膜"三红"（眼结膜、软腭、咽部）
	出血	皮肤、黏膜出血
	渗出水肿	球结膜、眼睑、面部水肿
	蛋白尿、管型尿	
	发热末期或热退时，出现血压下降情况	
	尿毒症、酸中毒、水电解质紊乱（高血钾、低血钠、低血钙）	
	易发生低血容量性休克、低血钠、低血钾	
	部分患者出现慢性肾功能损害、高血压、腺垂体功能减退	

【实践方法】填写"肾综合征出血热临床表现填空表"。

▲ 实训 2-55

【实践目的】训练学生掌握肾综合征出血热治疗要点、主要临床表现。

【实践地点】无特殊要求。

【实践内容】肾综合征出血热治疗要点、主要临床表现。

【实践用物】教材及相关资料、文具用品、"肾综合征出血热治疗要点与主要表现连线图"（图 2-8）等。

主要表现	分期	治疗方法
发热	发热期	"稳、促、导、透"
血压下降		抗病毒
肾损害		维持水、电解质、酸碱平衡
尿 2000ml/d 以上	低血压休克期	肾上腺皮质激素
尿 2000ml/d 以下		控制入量
尿 400ml/d 以下	少尿期	快速输液
毛细血管损害征	多尿期	劳逸结合
全身中毒症状	恢复期	减轻外渗

图 2-8　肾综合征出血热治疗要点与主要表现连线图

【实践方法】将"肾综合征出血热治疗要点与主要表现连线图"进行连线。

▲ 实训2-56

【实践目的】训练学生掌握肾综合征出血热低血压休克期的护理。

【实践地点】模拟传染病病房。

【实践内容】肾综合征出血热低血压休克期的护理。

【实践用物】护士着装,静脉输液物品、体温表、血压计、心电监护仪、尿液测量杯等。

【实践方法】模拟训练:肾综合征出血热低血压休克期的护理。

二、学习指导

（一）重点与难点

1. 概述　肾综合征出血热病原体是汉坦病毒。肾综合征出血热属乙类传染病,24h 内上报,需严格管理。

2. 病史、流行病学资料　①当地有肾综合征出血热流行,到过肾综合征出血热流行区,肾综合征出血热疫苗接种情况。②啮齿类动物是传染源,尤其鼠类。③空气传播为主,接触传播为辅（消化道接触、直接接触、母婴传播）。

3. 临床表现

（1）发热期:①发热。②全身中毒症状:三痛（头痛、腰痛、眼眶痛）、胃肠道中毒症状、神经精神症状。③毛细血管损害症状:充血、出血、水肿。比如:皮肤"三红"（面部、颈部、胸部）、黏膜"三红"（眼结膜、软腭、咽部）等。④肾损害症状。

（2）低血压休克期:发生在发热末期或热退同时出现血压下降。

（3）少尿期:有尿毒症、酸中毒、水电解质紊乱（高血钾、低血钠、低血钙）。

（4）多尿期:易发生低血容量性休克、低血钠、低血钾。

（5）恢复期。

4. 辅助检查　①特异性 IgM 抗体或核酸检测阳性可确诊。②可见异型淋巴细胞增多,大量蛋白尿,肝肾功能异常、凝血功能异常。

5. 治疗原则及护理要点　①早发现,早休息、早治疗、就近治疗。②绝对卧床休息,忌随意搬动患者。防止皮肤出血。快速补液纠正休克。发热期不用酒精擦拭,不宜给予强发汗退热剂。

6. 隔离防护　空气隔离为主,接触隔离为辅。防鼠灭鼠是预防本病的关键。

（二）思考题

张女士,31 岁,3d 前突起畏寒、发热,体温 38.5~39.5℃,伴有头痛、腰痛,当地医院按感冒治疗,给予 APC、银翘解毒丸服用后病情无好转。体格检查:体温 38.5℃,脉率 98 次/min,呼吸 20 次/min,血压 90/70mmHg,急性病容,面部水肿,神志清楚,烦躁不安。球结膜充血,颈软,腋下皮肤可见数个出血点,咽部充血,心律齐,肝脾未打及,脑膜刺激征（-）,膝腱反射正常。辅助检查:血常规显示血红蛋白 156g/L,白细胞 12×10^9/L,中性粒细胞 80%,淋巴细胞 20%,血小板 70×10^9/L;尿蛋白（++++）;大便常规:黄稀,镜检白细胞 0~1/HP。

请问:

1. 本例患者最可能的诊断是什么?

2. 本例患者相应的护理要点是什么?

0210 参考答案

（路　宏）

第十一节　流行性乙型脑炎患者的护理

一、实践指导

▲ 实训 2-57

【实践目的】帮助学生掌握乙脑流行过程的 3 个基本条件。

【实践地点】无特殊要求。

【实践内容】乙脑流行过程的 3 个基本条件。

【实践用物】教材及相关资料、文具用品、"乙脑流行过程的 3 个基本条件填空图"（图 2-9）等。

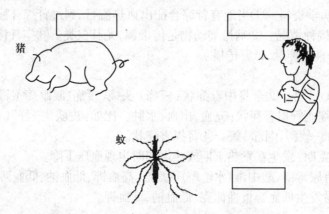

猪　　人　　蚊

图 2-9　乙脑流行过程的 3 个基本条件填空图

【实践方法】填写"乙脑流行过程的 3 个基本条件填空图"，并用箭头表示乙脑病毒的传播过程。

▲ 实训 2-58

【实践目的】训练学生掌握乙脑 4 期特征表现。

【实践地点】无特殊要求。

【实践内容】乙脑 4 期特征表现。

【实践用物】做 4 个牌子，分别写着：初期、极期、恢复期、后遗症期。

【实践方法】请 4 名学生分别代表乙脑初期、极期、恢复期、后遗症期，并拿着相应的牌子。老师说："乙脑患者有急起高热、头痛、呕吐"，代表初期的学生举牌子；老师说："乙脑患者有乙脑三联征"，代表极期的学生举牌子。以此类推。

▲ 实训 2-59

【实践目的】帮助学生熟悉乙脑治疗方法。

【实践地点】无特殊要求。

【实践内容】乙脑治疗方法。

【实践用物】提供乙脑患者长期医嘱单（表 2-10）。

表 2-10 乙脑患者长期医嘱单

姓名	徐×	入院日期	2010.8.19	病区	传染科	床号	2	住院号		135

起始日期	时 间	医 嘱	医师签名	停止日期	停止时间	医师签名	录入者
2010.8.19	8:30	传染科护理常规	H				V
2010.8.19	8:30	病危	H				V
2010.8.19	8:30	特级护理	H				V
2010.8.19	8:30	接触隔离(主要昆虫隔离)	H				V
2010.8.19	8:30	鼻饲流质	H				V
2010.8.19	8:30	吸氧	H				V
2010.8.19	8:30	吸痰 prn	H				V
2010.8.19	8:30	酒精拭浴 prn	H				V
2010.8.19	8:30	20% 甘露醇 125ml / ivgtt	H				V
		地塞米松 2.5mg / q6h					
2010.8.19	8:30	10%GS 10ml / iv	H				V
		地西泮 5mg / q8h					
2010.8.19	8:30	干扰素 100万 U im gd	H				V

【实践方法】请分析该医嘱单中用药的目的。

▲ 实训 2-60

【实践目的】训练学生应用乙脑隔离防护知识。

【实践地点】模拟传染病病房。

【实践内容】乙脑隔离防护知识。

【实践用物】防蚊灭蚊用物、护士着装。

【实践方法】模拟情境:临床带教。

带教老师对实习生说:今晚我们俩值夜班。

实习生:是的。

带教老师:刚才住进来一个乙脑患者,您要注意防护哦。

实习生:好的,我已经把隔离衣、口罩、防护面具都准备好了。

带教老师:……

二、学习指导

(一)重点与难点

1. 概述 乙脑病原体是乙脑病毒。乙脑属乙类传染病,24h 内上报,需严格管理。

2. 病史、流行病学资料 ①乙脑患者接触史,当地有乙脑流行,或到过乙脑流行区,乙脑疫苗接种史情况。②猪是本病最主要的传染源。③主要经蚊虫叮咬传播。④病后可产生持久免疫力。10 岁以下儿童发病率高。

3. 临床表现　①初期：急起高热、头痛、呕吐。②极期：常有"乙脑三联征"（高热、惊厥、呼吸衰竭），呼吸衰竭是主要死因。③最常见的并发症是支气管肺炎。

4. 辅助检查　特异性 IgM 抗体阳性是早期诊断指标。

5. 治疗原则及护理要点　及时处理"乙脑三联征"是治疗关键。护理重点是高热护理、惊厥护理、呼吸衰竭护理。

6. 隔离防护　主要是蚊虫隔离，隔离至体温正常。加强对猪的管理。防蚊、灭蚊。接种乙脑疫苗。

（二）思考题

患儿，女，2 岁。高热、呕吐、嗜睡 3d，频繁抽搐 30min，于 2003 年 8 月 20 日住院。体格检查：体温 40℃，脑膜刺激征（+）。实验室检查：白细胞 $16×10^9$/L，中性粒细胞 86%，淋巴细胞 14%。脑脊液透明，压力增高，糖正常，氯化物正常，蛋白轻度增多。

请问：

1. 该患儿最可能的诊断是什么？

2. 建议再做哪项辅助检查，能进行快速诊断？

3. 如何对该患儿进行饮食护理？

（吕庆娜）

第三章 细菌感染性疾病患者的护理

第一节 流行性脑脊髓膜炎患者的护理

一、实践指导

▲ **实训 3-1**

【实践目的】训练学生掌握流脑的传播途径。

【实践地点】无特殊要求。

【实践内容】流脑的传播途径。

【实践用物】教材及相关资料、文具用品等。

【实践方法】请将以下能够导致流脑传播的情况标注出来：

咳嗽、打喷嚏、怀抱、共餐、接吻、握手、输血、共用马桶、共用门把、共用毛巾、共同游泳、器官移植、针刺伤、共洗衣服。

▲ **实训 3-2**

【实践目的】训练学生掌握流脑各型的临床表现。

【实践地点】无特殊要求。

【实践内容】流脑各型的临床表现。

【实践用物】教材及相关资料、文具用品、"流脑临床表现连线图"（图 3-1）等。

		易被忽视
普通型	前驱期	病变轻微
	败血症期	病程迁延数月
	脑膜脑炎期	皮肤黏膜瘀点、瘀斑
	恢复期	脑膜刺激征阳性
		颅内压增高
暴发型	暴发休克型	感染性休克
	暴发脑膜脑炎型	DIC
	暴发混合型	锥体束征阳性
轻型		脑疝
慢性型		恢复正常

图 3-1 流脑临床表现连线图

【实践方法】请将"流脑临床表现连线图"进行连线。

▲ **实训 3-3**

【实践目的】训练学生掌握流脑相关知识。

【实践地点】无特殊要求。

【实践内容】流脑相关知识。

【实践用物】文具用品、教材及相关资料。

【实践方法】请学生制作"流脑宣传栏"。

▲ **实训 3-4**

【实践目的】训练学生掌握暴发型流脑抢救方法。

【实践地点】模拟传染病病房。

【实践内容】抢救暴发型流脑患者。

【实践用物】个人防护用品、注射用物、抽血用物、可摇病床、氧气、测量生命体征用物、物理降温用物等。

【实践方法】模拟训练：抢救暴发型流脑患者。

▲ **实训 3-5**

【实践目的】训练学生进行流脑健康教育。

【实践地点】模拟社区卫生服务站。

【实践内容】流脑健康教育。

【实践用物】护士着装。

【实践方法】模拟情境：咨询。

（晓萍有个 3 岁的儿子，一天她到社区卫生服务站进行咨询）

晓萍：护士，听说最近是流脑流行季节，我怕小孩得流脑，有什么办法预防吗？

护士：……

二、学习指导

（一）重点与难点

1. 概述　流脑病原体是脑膜炎奈瑟菌。流脑属乙类传染病，24h 内上报，需严格管理。

2. 病史、流行病学资料　①是否到过流脑流行区，当地是否有流脑流行，是否接触过流脑患者，是否接种过流脑疫苗。②带菌者和流脑患者是其主要传染源。③飞沫传播为主，接触传播为辅。④感染后可获得持久免疫力。

3. 临床表现

（1）普通型：最常见。①败血症期：有高热、皮肤黏膜瘀点、瘀斑等。②脑膜炎期：有头痛、呕吐、脑膜刺激征等。

（2）暴发型：①暴发休克型：迅速出现皮肤黏膜瘀点、瘀斑，甚至有 DIC。②暴发脑膜脑炎型：迅速出现颅内高压症状，甚至发生脑疝。

4. 辅助检查　流脑确诊的重要方法：①脑脊液呈化脓性改变。②从皮肤瘀点瘀斑或脑脊液中查到脑膜炎球菌。

5. 治疗原则及护理要点　①首选青霉素 G。②采集标本后要立即保暖、及时送检、及时检查。③谨慎腰椎穿刺。④皮肤护理。

6. 隔离、预防　①飞沫隔离为主，接触隔离为辅。②就地隔离治疗。③隔离至临床症状消失后 3d，隔离期一般不少于 7d，密切接触者医学观察 7d。④可采用煮沸、日光曝晒、常用消毒剂进行消毒，做到"三晒一开"。

（二）思考题

患儿，男，8 岁，因"发热、头痛 2d，伴频繁呕吐 1d"，来医院就诊。体格检查：体温 39.2℃，脉率 124 次 /min，呼吸 26 次 /min，血压 102/60mmHg。神志清楚，左下肢及臀部皮肤见散在瘀点、瘀斑，心、肺无异常，腹部平软，双下肢肌力 5 级，肌张力正常。脑膜刺激征阳性。实验室检查：白细胞 $24×10^9$/L，中性粒细胞 96%，淋巴细胞 4%，血小板 $95×10^9$/L。瘀斑涂片：查到脑膜炎球菌。诊断：流行性脑脊髓膜炎。

请问：

1. 确诊该患儿是流脑的最可靠依据是什么？

2. 如何隔离该患儿？

3. 如何对该患儿及家长进行健康宣教？

（吕庆娜）

第二节　细菌性痢疾患者的护理

一、实践指导

▲ 实训 3-6

【实践目的】帮助学生掌握细菌性痢疾的传播途径。

【实践地点】模拟传染病病房。

【实践内容】细菌性痢疾的传播途径。

【实践用物】护士着装、患者着装。

【实践方法】模拟情境：健康宣教。

患者：护士我是怎么被感染上细菌性痢疾的呢？

护士：……

▲ 实训 3-7

【实践目的】帮助学生掌握细菌性痢疾的临床表现。

【实践地点】模拟传染病病房。

【实践内容】细菌性痢疾的临床表现。

【实践用物】护士着装。

【实践方法】模拟情境:带教老师考核实习护士对细菌性痢疾的临床表现掌握情况。

带教老师:请问"菌痢三联征"包括什么?

实习护士:……

带教老师:……,下一个问题,菌痢腹痛常出现的部位是哪里?

实习护士:……

带教老师:……,那你知不知道为什么会出现左下腹压痛呢?

实习护士:……

带教老师:最后一个问题,什么是慢性菌痢,你知道吗?

实习护士:……

▲ 实训 3-8

【实践目的】训练学生掌握普通型菌痢、中毒性菌痢的治疗。

【实践地点】无特殊要求。

【实践内容】普通型菌痢、中毒性菌痢的治疗。

【实践用物】教材及相关资料、文具用品、"普通型菌痢、中毒性菌痢治疗填空表"(表3-1)等。

表 3-1 普通型菌痢、中毒性菌痢治疗填空表

分型	治疗要点		具体治疗方法
普通型菌痢	抗菌治疗		
	对症治疗		
中毒性菌痢	抗菌治疗		
	对症治疗	降温止惊	
		休克型	
		脑型	

【实践方法】请填写"普通型菌痢、中毒性菌痢治疗填空表"。

▲ 实训 3-9

【实践目的】训练学生掌握细菌性痢疾的预防。

【实践地点】模拟小学环境。

【实践内容】细菌性痢疾的预防。

【实践用物】模拟小学生着装。

【实践方法】模拟情境:护士给一年级小学生普及细菌性痢疾的预防知识。

护士:……

小朋友 A:……

小朋友 B:……

小朋友 C:……

▲ **实训 3-10**

【实践目的】训练学生掌握中毒性菌痢抢救方法。

【实践地点】模拟传染病病房。

【实践内容】中毒性菌痢抢救方法。

【实践用物】护士着装、医生着装、个人防护用品、注射用物、抽血用物、可摇病床、氧气、测量生命体征用物、物理降温用物等。

【实践方法】模拟训练：中毒性菌痢抢救。

二、学习指导

（一）重点与难点

1. 概述　细菌性痢疾病原体是痢疾杆菌。我国以福氏志贺菌为主，可产生内毒素和外毒素。细菌性痢疾属乙类传染病，需严格管理。

2. 病史、流行病学资料　近期有不洁饮食情况，有与细菌性痢疾患者接触史，当地有细菌性痢疾流行，或到过细菌性痢疾流行区。细菌性痢疾患者及带菌者均为传染源。本病主要经粪 - 口途径传播。

3. 临床表现　①菌痢普通型：主要临床表现为腹痛腹泻、黏液脓血便、里急后重（菌痢三联征）。②中毒性菌痢：迅速发生周围循环衰竭和呼吸衰竭，而肠道症状轻微或缺如。中毒性菌痢分为：休克型、脑型、混合型。中毒性菌痢多见于儿童。

4. 辅助检查　大便培养出痢疾杆菌是确诊最可靠、最直接的证据。

5. 治疗原则及护理要点　首选环丙沙星治疗。一般急性菌痢口服抗生素治疗，中毒性菌痢静脉用抗生素，禁用强止泻药。无论是否脱水都给予口服补液（ORS）。重点掌握饮食护理、腹泻护理及中毒性痢疾的配合抢救。

6. 隔离、预防　①重点做好饮食、饮水卫生。②按消化道隔离，隔离至临床症状消失后 1 周，或者粪便培养连续 3 次阴性。③用煮沸、日晒、消毒剂进行消毒。

（二）思考题

张先生，男，45 岁，独自一人在外地工作，经常叫外卖吃，今日突然感到头晕、腹痛、腹泻，伴有发热，全身无力，被 120 紧急送到医院抢救。体格检查：体温 39.3℃，脉搏 102 次 /min，呼吸 26 次 /min，血压 70/40mmHg。患者表情淡漠，面色苍白，四肢厥冷，发绀。辅助检查：血常规显示白细胞 15.3×10^9/L，粪便外观黏液血便。请问：

1. 该患者可能患了什么病？应如何确诊？

2. 如何配合医生给予抢救？

3. 对该患者应采取什么隔离方式？

4. 为防止此类疾病再次发生，护士应给予张先生哪些健康指导？

0302 参考答案

（姜永香）

第三节　霍乱患者的护理

一、实践指导

▲ 实训 3-11

【实践目的】帮助学生掌握霍乱患者的临床表现。

【实践地点】模拟药店。

【实践内容】霍乱患者的临床表现,并与其他疾病进行鉴别。

【实践用物】模拟药店柜台、药盒、药店店员着装等。

【实践方法】模拟情境:用药咨询。

顾客:您好,我儿子在小摊吃过麻辣串后又吐又拉,可能是患了急性胃肠炎,您看我给他买点什么药呢?

药店店员:……

▲ 实训 3-12

【实践目的】帮助学生了解霍乱患者口服补液方法。

【实践地点】模拟传染病病房。

【实践内容】霍乱患者口服补液方法。

【实践用物】护士着装、治疗车、血压计、手电筒、体温计等。

【实践方法】模拟情境:护士长教学查房。

(责任护士、实习护士做好个人防护后,随护士长进入霍乱患者病房)

护士长:张大爷您好,接下来我们要进行护理查房,请您配合,好吗?

张大爷:好。

责任护士:(汇报病历)患者……今日腹泻了 10 余次,给予补液……

护士长:张大爷,让我先为您检查一下身体(检查患者身体)。患者体温 36.6℃,脉搏 110 次 /min,呼吸 22 次 /min,血压 100/60mmHg,眼窝稍陷,皮肤弹性稍差。

护士长:同学们,谁能回答一下该患者目前的脱水程度?

实习护士 A:……

护士长:轻度脱水患者主要以什么治疗为主?

实习护士 B:……

▲ 实训 3-13

【实践目的】训练学生掌握观察霍乱患者病情的方法及配合处理的能力。

【实践地点】模拟传染病病房。

【实践内容】观察霍乱患者病情及配合处理。

【实践用物】护士着装、个人防护用品、静脉输液用物、防泄漏的专用标本容器、测量生命体征用物、记录卡等。

【实践方法】模拟训练:夜间护士巡视病房发现霍乱患者病情变化后,配合医生进行处理。

二、学习指导

(一)重点与难点

1. 概述　①霍乱是烈性肠道传染病,在我国属甲类传染病,是国际检疫传染病,需强制管理,2h 内上报。②霍乱病原体是霍乱弧菌。O_1 群霍乱弧菌和 O_{139} 群霍乱弧菌可引起霍乱流行。

2. 病史、流行病学资料　①患者有不洁饮食情况,有与霍乱患者接触史,当地有霍乱流行,或到过霍乱流行区,在流行季节发病,霍乱菌苗接种情况。②患者及带菌者是霍乱的主要传染源。③主要经消化道传播,其中,经水传播是最重要的传播途径。

3. 临床表现　典型霍乱病例临床病程分为 3 期:①泻吐期:突然剧烈腹泻、"米泔水"样便,继之呕吐,无腹痛、无里急后重。②脱水期:分为轻、中、重度脱水。③恢复期。此外,霍乱还分为 4 型:轻型、中型、重型、中毒型。

4. 辅助检查　所有疑似霍乱患者的大便,均应做增菌后分离培养,才能确诊。动力试验及制动试验是快速诊断方法。

5. 治疗原则及护理要点　尽早、快速、足量补液。一般情况下,首选口服补液,中至重度脱水患者先静脉补液,然后口服补液。补液原则:尽早、迅速、足量先盐后糖,先快后慢,纠酸补钙,见尿补钾。此外,还要加强口腔护理、皮肤护理。警惕发生心力衰竭、肾衰竭。

6. 隔离防护　①按甲类传染病严密隔离,主要是消化道隔离。确诊患者需隔离至症状消失后,且隔日粪便培养 1 次,连续 2 次阴性,方可解除隔离。②做好饮水、饮食、粪便的管理和灭蝇工作,最重要的是做好水源保护和饮用水消毒。采用煮沸、常用消毒剂进行消毒。

(二)思考题

患者李某,住在偏远山村,今日因"剧烈腹泻数次伴呕吐"在村卫生所就诊。患者有喷射状呕吐,呕吐物为胃内容物。粪便初含有粪质,后为白色水样便。无发热、无腹痛、无里急后重。体格检查:神志呆滞,血压 80/50mmHg,皮肤弹性差,眼窝凹陷明显,辅助检查:白细胞 13×10^9/L,血清钾 2.6mmol/L,粪便有少量白细胞、黏液。临床诊断:疑似霍乱。近期当地有霍乱散发病例。

请问:

1. 确诊霍乱,还应该做哪些检查?

2. 针对该患者脱水程度,其补液要点是什么?

3. 应给予该患者什么隔离?

(姜永香)

第四节　伤寒患者的护理

一、实践指导

▲ 实训 3-14

【实践目的】训练学生掌握采集伤寒患者病史的方法。

【实践地点】模拟传染病病房。

【实践内容】采集伤寒患者病史。

【实践用物】护士着装。

【实践方法】模拟训练：采集伤寒患者病史。

▲ 实训 3-15

【实践目的】帮助学生掌握伤寒患者饮食护理知识。

【实践地点】模拟传染病病房。

【实践内容】伤寒患者饮食护理知识。

【实践用物】餐具、护士着装、患者着装等。

【实践方法】模拟情境：健康宣教。

（护士巡视病房，看见伤寒患者小刘在喝粥）

护士：小刘，今天饭菜怎么样？

小刘：吃不饱，但是又不能多吃，还不能吃有渣的食物，还不能多吃糖，真受罪啊。

护士：……

▲ 实训 3-16

【实践目的】帮助学生掌握避免伤寒并发症的诱因。

【实践地点】模拟传染病病房。

【实践内容】避免伤寒并发症诱因。

【实践用物】护士着装、患者着装。

【实践方法】模拟情境：健康宣教。

（1 位伤寒患者在排大便。）

患者：护士，我解不出来大便啊？

护士：……

二、学习指导

（一）重点与难点

1. 概述　伤寒为急性肠道传染病，伤寒病原体是伤寒杆菌。伤寒属乙类传染病，24h 内上报，需严格管理。

2. 病史、流行病学资料　①有不洁饮食史,有与伤寒患者接触史,当地有伤寒流行,或到过伤寒流行区,在伤寒流行季节发病,接种伤寒菌苗情况。②伤寒患者和带菌者是唯一传染源。③主要经粪 - 口途径传播。

3. 临床表现　①初期:发热是最早出现的症状。②极期:有伤寒特征表现,如稽留热、表情淡漠、相对缓脉、玫瑰疹、肝脾大、白细胞减少等。可并发肠出血、肠穿孔。③缓解期:也可并发肠出血、肠穿孔。④恢复期。有可能会发生再燃。

4. 辅助检查　①病原学检查:血培养是最常用的确诊方法。骨髓培养阳性率高于血培养。大便培养常用于判断患者带菌情况。②肥达试验:"O" 抗体效价＞ 1∶80、"H" 抗体效价＞ 1∶160,称为 "肥达试验" 阳性。"O" 抗体提示沙门菌感染,"H" 抗体能区分伤寒或副伤寒。

5. 治疗原则及护理要点　①喹诺酮类是首选药物。②给予少渣或无渣流质或半流质饮食,腹泻或腹胀给予低糖、低脂饮食。③避免伤寒并发症的诱因。

6. 隔离、预防　①按消化道隔离。②确诊患者需隔离至症状消失后,5d 和 10d 各做粪便培养,连续 2 次阴性或体温正常后的第 15d,方可解除隔离。③做好饮食、水源、粪便管理,消灭苍蝇、蟑螂。采用煮沸、日晒、常用消毒剂进行消毒。

（二）思考题

刘女士的表妹得了伤寒,近日,刘女士曾去邻村探望过表妹。回来 1 周后,刘女士出现持续发热,食欲缺乏、腹胀、呕吐等症状。体格检查:体温 39.5℃,脉搏 80 次 /min,表情呆滞,胸、腹部可见数个玫瑰疹,肝肋下 2cm,脾肋下 1cm,右下腹有压痛。辅助检查:血常规显示白细胞 $3.0 \times 10^9/L$。

请问:

1. 刘女士最有可能的临床诊断是什么?

2. 哪些辅助检查有助于确诊?

3. 刘女士应给予什么隔离?

4. 如何避免肠道并发症?

（姜永香）

第五节　猩红热患者的护理

一、实践指导

▲ 实训 3-17

【实践目的】训练学生区别猩红热、麻疹的皮疹特点。

【实践地点】无特殊要求。

【实践内容】猩红热、麻疹的皮疹特点。

【实践用物】教材及相关资料、文具用品、"猩红热、麻疹皮疹特点填空表"（表 3-2）等。

表 3-2　猩红热、麻疹皮疹特点填空表

项目	猩红热	麻疹
皮疹与发热的关系		
皮疹形态		
出疹顺序		
退疹		
特殊体征		

【实践方法】请填写"猩红热、麻疹皮疹特点填空表"。

▲ 实训 3-18

【实践目的】帮助学生掌握猩红热的隔离防护知识。

【实践地点】模拟传染病病房。

【实践内容】猩红热的隔离防护知识。

【实践用物】护士着装。

【实践方法】模拟情境：咨询。

（护士巡视病房，来到猩红热患儿床边）

患儿家长：护士，您好，我家小孩什么时候可以出院啊？

护士：……

▲ 实训 3-19

【实践目的】帮助学生掌握猩红热口咽部护理要点。

【实践地点】模拟传染病病房。

【实践内容】猩红热口咽部护理要点。

【实践用物】护士着装。

【实践方法】模拟情境：咨询。

（护士巡视病房，来到猩红热患儿床边）

患儿家长：护士，您好，我家宝宝说喉咙痛，不能吃东西，这可怎么办啊？

护士：……

二、学习指导

（一）重点与难点

1. 概述　猩红热病原体是 A 组 β 型溶血性链球菌。猩红热属乙类传染病，24h 内上报，需严格管理。

2. 病史、流行病学资料　①是否有与猩红热患者的密切接触史，是否到过猩红热流行区，当地是否有猩红热流行。②患者和带菌者是主要传染源。③飞沫传播为主，接触传播为辅。也可经皮肤创伤处引起"外科型猩红热"，或经产道引起"产科型猩红热"。④儿童是主要易感者，以 1~15 岁最多见，尤其 3~7 岁儿童发病率最高。

3. 临床表现　①典型三大临床特征：发热、咽峡炎、充血性皮疹。②发疹始于耳后，退疹时手足大片状脱皮,面部、躯体糠皮样脱屑。③伴随特殊体征:"帕氏线""口周苍白圈""草莓舌""杨梅舌"。④并发变态反应性疾病:急性肾小球肾炎、风湿性心脏病、风湿性关节炎等。

4. 辅助检查　咽拭子或病灶分泌物 A 组 β 型溶血性链球菌培养阳性,是确诊依据。

5. 治疗原则及护理要点　首选青霉素治疗。忌用冷水或乙醇擦拭,大片脱皮时不要用手撕脱。

6. 隔离、预防　飞沫隔离为主,接触隔离为辅,隔离至咽拭子培养连续 3 次阴性,方可解除隔离(但自治疗日起不少于 7d)。有化脓性并发症者,应隔离至治愈为止。密切接触者医学观察 7 天。

(二)思考题

患儿,男,5 岁,因发热、咽痛 2d 来医院就诊。体格检查:体温 39.4℃,咽及扁桃体显著充血,有脓性分泌物,皮肤可见针尖大小的充血性皮疹,伴有帕氏线。辅助检查:白细胞 18×10^9/L,中性粒细胞 85%,淋巴细胞 15%。

请问:

1. 该患儿最可能的诊断是什么?

2. 为了确诊需要做什么检查?

3. 对该患儿应怎样隔离?

（艾春玲）

第四章

寄生虫感染性疾病患者的护理

第一节　疟疾患者的护理

一、实践指导

▲ 实训 4-1

【实践目的】帮助学生掌握疟疾传染源、传播途径相关知识。

【实践地点】模拟社区卫生服务站。

【实践内容】疟疾传染源、传播途径相关知识。

【实践用物】护士着装。

【实践方法】模拟情境：健康宣教。

（小王来到社区卫生服务站）

小王：护士，您好，我家邻居小张准备献血时，医生发现他是疟疾的带虫者，但是他没有什么症状，他是不是疟疾患者？ 会不会传染给我们？

护士：……

▲ 实训 4-2

【实践目的】帮助学生熟悉 4 种类型疟疾的临床特点。

【实践地点】无特殊要求。

【实践内容】4 种类型疟疾的临床特点。

【实践用物】教材及相关资料、文具用品、"4 种类型疟疾的临床特点填空表"（表 4-1）等。

表 4-1　4 种类型疟疾的临床特点填空表

项目	间日疟	卵形疟	三日疟	恶性疟
病原体				
潜伏期				
典型发作间隔时间				
复发				
再燃				
疾病转归				

【实践方法】请填写"4 种类型疟疾的临床特点填空表"。

▲ 实训 4-3

【实践目的】帮助学生了解常用抗疟疾药物。

【实践地点】无特殊要求。

【实践内容】常用抗疟疾药物。

【实践用物】教材及相关资料、文具用品、"常用抗疟疾药物特点填空表"（表 4-2）等。

表 4-2 常用抗疟疾药物特点填空表

项目	控制发作的药物	防止复发、中断传播的药物
作用机制		
代表药物		

【实践方法】请填写"常用抗疟疾药物特点填空表"。

▲ 实训 4-4

【实践目的】帮助学生了解疟疾带虫者不能献血。

【实践地点】模拟献血站。

【实践内容】疟疾带虫者不能献血。

【实践用物】模拟献血站相应物品、护士着装。

【实践方法】模拟情境：咨询。

（小王来到献血站）

小王：护士，你好！我想献血，听说得过疟疾不可以献血，是吗？

护士：……

▲ 实训 4-5

【实践目的】帮助学生掌握疟疾健康宣教内容。

【实践地点】模拟传染病病房。

【实践内容】疟疾健康宣教内容。

【实践用物】护士着装。

【实践方法】模拟情境：健康宣教。

（护士巡视病房，来到疟疾患者小红床边）

小红：护士，医生说我可以出院了，我回家后要注意什么呢？

护士：……

二、学习指导

（一）重点与难点

1. 概述　疟疾的病原体是疟原虫，可分为间日疟、卵形疟、三日疟、恶性疟 4 种。疟疾属乙类传染病，需严格管理。

2. 病史、流行病学资料　有疟疾流行地区的居住史、旅行史，有疟疾发作史，输血史等。患者及无症状感染者是本病的主要传染源，通过蚊虫叮咬感染人体，人群普遍易感。

3. 临床表现　临床典型表现为间歇性寒战、高热，继之大汗后缓解，反复发作，常伴有脾大和贫血。疟疾可复发或再燃。恶性疟易并发黑尿热和急性肾损伤。重症疟疾病死率高。

4. 辅助检查 血液或骨髓穿刺涂片找到疟原虫,是确诊的依据。

5. 治疗原则及护理要点 ①以抗疟治疗为主;控制疟疾发作的首选药物是磷酸氯喹,预防疟疾复发的首选药物是磷酸伯氨喹。间日疟和卵形疟首选磷酸氯喹加磷酸伯氨喹 8d 方案。②用伯氨喹前,要了解患者葡萄糖 -6- 磷酸脱氢酶(G-6-PD)活性情况;使用奎宁或伯氨喹等药物出现黑尿热时,应及时停药。③寒战时保暖,大汗时及时清洁皮肤。④加强营养,补充液体。

6. 隔离、预防 ①蚊虫接触隔离。②根治疟疾患者及带疟原虫者。③易感人群可预防性服药。④防蚊、灭蚊是预防疟疾最重要的措施。

(二)思考题

患者,男,43 岁,农民,平素体健,1 周前突然寒战、高热、大汗,隔日发作。血涂片找到疟原虫。诊断为疟疾。

请问:

1. 该患者最主要的诊断依据是什么?

2. 疟疾治疗的关键是什么?

3. 疟疾的隔离方式是什么?预防的关键措施是什么?

（罗 玲）

第二节 日本血吸虫病患者的护理

一、实践指导

▲ 实训 4-6

【实践目的】帮助学生掌握血吸虫病的传播途径。

【实践地点】无特殊要求。

【实践内容】血吸虫病的传播途径。

【实践用物】教材及相关资料、文具用品等。

【实践方法】请将以下不会导致血吸虫病传播的情况标注出来:

人在疫水中游泳、患者粪便污染河水、水边蚊虫孳生、牛在河里洗澡、河中钉螺孳生、病猪粪便污染河水、蚊虫叮咬人、人在河边洗衣服、病牛粪便污染河水、水中饲养禽类、人在水里抓鱼、病犬抓伤、与患者共餐、说话。

▲ 实训 4-7

【实践目的】帮助学生熟悉血吸虫病的临床特点。

【实践地点】无特殊要求。

【实践内容】血吸虫病临床特点。

【实践用物】教材及相关资料、文具用品、"血吸虫病临床特点填空表"（表4-3）等。

表4-3 血吸虫病临床特点填空表

项目	急性血吸虫病	慢性血吸虫病	晚期血吸虫病	异位血吸虫病
发生原因				
临床特点				

【实践方法】请填写"血吸虫病的临床特点填空表"。

▲ **实训4-8**

【实践目的】帮助学生了解血吸虫病的疾病转归。

【实践地点】模拟医院门诊。

【实践内容】血吸虫病的疾病转归。

【实践用物】护士着装。

【实践方法】模拟情境：咨询。

小李：护士，刚才医生说我得了急性血吸虫病，会不会有什么后遗症啊？

护士：……

▲ **实训4-9**

【实践目的】帮助学生掌握血吸虫传播的必备条件。

【实践地点】无特殊要求。

【实践内容】血吸虫传播的必备条件。

【实践用物】教材及相关资料、文具用品、"血吸虫生活史模拟图"（图4-1）等。

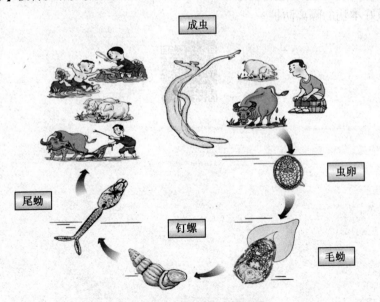

图4-1 血吸虫生活史模拟图

【实践方法】请在"血吸虫生活史模拟图"上标出：血吸虫传播的3个必备条件。

二、学习指导

（一）重点与难点

1. 概述　日本血吸虫病的病原体是日本血吸虫。属乙类传染病,24h 内上报,需严格管理。日本血吸虫病是人畜共患病。虫卵肉芽肿是日本血吸虫病的基本病理改变。

2. 病史、流行病学资料　①居住在疫区,有血吸虫疫水接触史。②患者及受感染的动物是传染源,通过接触疫水而感染,钉螺是中间宿主。③虫卵入水、钉螺孳生、接触疫水是血吸虫病传播的 3 个必备条件。④本病具有严格的地区性。

3. 临床表现　①急性血吸虫病:皮疹、发热、腹痛、腹泻、过敏、肝脾大等。②慢性血吸虫病:多无症状,仅粪便中发现虫卵。③晚期血吸虫病:分为巨脾型、腹水型、结肠肉芽肿型、侏儒型。④异位血吸虫病:常发生在脑组织、肺组织。

4. 辅助检查　粪便中查到虫卵或孵化出毛蚴即可确诊。

5. 治疗原则及护理要点　①病原治疗,首选吡喹酮,用吡喹酮扩大化疗是血吸虫防治的重要环节。②指导患者卧床休息、适量活动、增加营养,注意对症护理。

6. 隔离预防　①接触隔离。②切断传播途径:粪便无害化处理、消灭钉螺、管理水源等,其中粪便管理是重点。③保护易感者:接触疫水时做好个人防护,必要时可预防性服药。

（二）思考题

患者,男,20 岁,持续发热半个月,体温 37~40℃,伴稀水样大便 2~3 次/d,无黏液、脓血、里急后重。查体:肝剑突下 4cm,轻触痛,脾未触及。实验室检查:白细胞 3.9×10^9/L,嗜酸性粒细胞 30%。发病前 1 个月曾到洞庭湖区捕鱼。

请问:

1. 该患者首先考虑的疾病诊断是什么?

2. 血吸虫病的确诊依据是什么?

3. 确诊后,怎样对该患者进行治疗?

4. 如何做好本病的隔离防护?

0402 参考答案

（罗　玲）

第五章　螺旋体感染性疾病患者的护理

梅毒患者的护理

一、实践指导

▲ **实训 5-1**

【实践目的】训练学生掌握梅毒传播途径。

【实践地点】无特殊要求。

【实践内容】梅毒传播途径。

【实践用物】教材及相关资料、文具用品等。

【实践方法】请将以下能够导致梅毒传播的情况标注出来：

文身、咳嗽、打喷嚏、哺乳、妊娠、谈话、共餐、接吻、性生活、拥抱、握手、输血、公用电话、共用坐式马桶、共用剃须刀、共用门把、共同游泳、共用内裤、器官移植、住同一宿舍。

▲ **实训 5-2**

【实践目的】训练学生掌握梅毒各期的临床表现。

【实践地点】无特殊要求。

【实践内容】梅毒各期的临床表现。

【实践用物】教材及相关资料、文具用品、"梅毒各期临床表现连线图"（图 5-1 ）等。

潜伏期		硬下疳
		树胶样肿
一期		全身症状明显
		结节性梅毒疹
二期		淋巴结炎
		神经梅毒
三期		黏膜斑
		梅毒螺旋体已进入体内，无症状

图 5-1　梅毒各期临床表现连线图

【实践方法】请连接"梅毒各期临床表现连线图"。

▲ **实训 5-3**

【实践目的】训练学生掌握梅毒的辅助检查意义。

【实践地点】无特殊要求。

【实践内容】梅毒的辅助检查意义。

【实践用物】教材及相关资料、文具用品、"梅毒辅助检查意义填空表"（表 5-1）等。

表 5-1　梅毒辅助检查意义填空表

分类	具体检查项目	意义
病原学检查	暗视野显微镜检查	
	直接荧光抗体法	
	银染色检查	
抗体检测 （血清学检测）	非梅毒螺旋体试验 （VDRL、RPR、TRUST）	
	梅毒螺旋体试验 （TPPA、TPHA、TP-ELISA）	
	梅毒螺旋体 IgM 抗体检测	

【实践方法】请填写"梅毒辅助检查意义填空表"（可从多种途径查找相关资料）。

▲ **实训 5-4**

【实践目的】训练学生掌握消灭梅毒螺旋体的方法。

【实践地点】无特殊要求。

【实践内容】消灭梅毒螺旋体的方法。

【实践用物】教材及相关资料、文具用品等。

【实践方法】请将以下能够杀灭梅毒螺旋体的方法标注出来：

太阳下曝晒、肥皂水浸泡、酒精消毒、次氯酸消毒、煮沸、低温、含氯消毒剂。

▲ **实训 5-5**

【实践目的】帮助学生掌握梅毒隔离防护知识。

【实践地点】模拟社区卫生服务站。

【实践内容】梅毒隔离防护知识。

【实践用物】护士着装。

【实践方法】模拟情境：咨询。

小明：护士，我可能得了梅毒，这该怎么办啊？

护士：……

▲ **实训 5-6**

【实践目的】帮助学生掌握梅毒用药不良反应及处理。

【实践地点】模拟传染病病房。

【实践内容】梅毒用药不良反应及处理。

【实践用物】护士着装、测量生命体征用物、氧气、静脉输液用物等。

【实践方法】模拟训练：抢救发生"赫氏反应"的患者。

▲ **实训 5-7**

【实践目的】训练学生对梅毒患者进行出院指导。

【实践地点】模拟病房。

【实践内容】梅毒患者出院指导。

【实践用物】护士着装。

【实践方法】模拟情境：出院指导。

患者：护士，今天我要出院了，现在除了小腿上那个皮肤破损没有好之外，没有其他不适了。

护士：……

二、学习指导

（一）重点与难点

1. 概述　梅毒的病原体是梅毒螺旋体。梅毒属乙类传染病，24h 内上报，需严格管理。

2. 病史、流行病学资料　①有不安全性行为，有性伴感染史，有与梅毒患者接触史，母亲有孕、产期梅毒感染史，有血液及血液制品使用史。②梅毒患者是唯一的传染源。③主要经性接触传播。感染 4 年以上的梅毒患者基本上无传染性。妊娠 4 个月后，可传染给胎儿。④易复发是梅毒的特点之一。

3. 临床表现　早期梅毒病程在 2 年内，包括一期梅毒、二期梅毒、早期潜伏梅毒。二期梅毒梅毒病程在 2 年以上，包括三期梅毒、晚期潜伏梅毒。

（1）一期梅毒：主要表现为硬下疳及周围淋巴结炎。

（2）二期梅毒：以皮疹为主，可伴有全身表现。

（3）三期梅毒：表现为结节性梅毒疹、皮肤有树胶样肿、多个系统病变，严重者有心血管梅毒、神经梅毒。

（4）先天梅毒：多发生在怀孕 4 个月以后。

（5）潜伏梅毒：感染梅毒后，症状暂时消失，但梅毒血清反应阳性。一期、二期、三期梅毒及先天梅毒均可发生潜伏梅毒。

4. 辅助检查　①暗视野显微镜检查等"病原学检查"能确诊。②非梅毒螺旋体试验常用于筛查。③梅毒螺旋体试验常用于证实梅毒感染。

5. 治疗原则及护理要点　常用普鲁卡因青霉素治疗，一般不选用水剂青霉素（除神经梅毒外）。要警惕并抢救"赫氏反应"。治疗后 3 年内定期复查。

6. 隔离防护　杜绝不安全性行为。梅毒治疗痊愈后，仍要注意个人卫生。患病期间不宜怀孕，如果怀孕，要尽早开始治疗。

（二）思考题

患者，女，28 岁，有不安全性生活史半年，全身出现散在的、玫瑰色、指甲盖大的红斑，累及躯干、四肢掌跖，不痒。肛门附近有半月形排列的湿性丘疹，表面浸渍状。不规则发热、关节痛。

请问：

1. 该患者需要做哪些辅助检查才能诊断为梅毒？
2. 目前主要护理诊断是什么？
3. 若诊断该患者是梅毒患者，她属于几期梅毒？是否需要治疗？是否有传染性？
4. 如何对该患者进行健康宣教？

（郭梦安）

彩　图

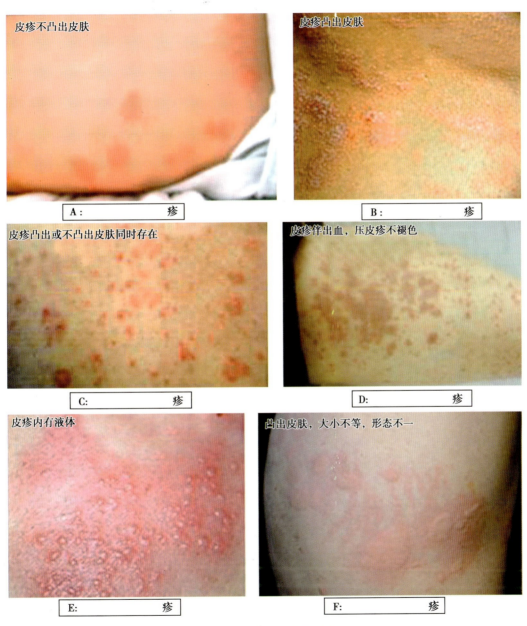

皮疹不凸出皮肤

A：　　　　疹

皮疹凸出皮肤

B：　　　　疹

皮疹凸出或不凸出皮肤同时存在

C：　　　　疹

皮疹伴出血，压皮疹不褪色

D：　　　　疹

皮疹内有液体

E：　　　　疹

凸出皮肤，大小不等，形态不一

F：　　　　疹

图 1-4　常见传染病皮疹填空图

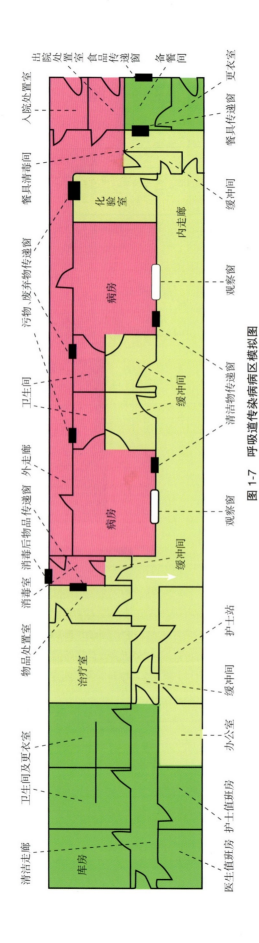

图 1-7 呼吸道传染病病区模拟图